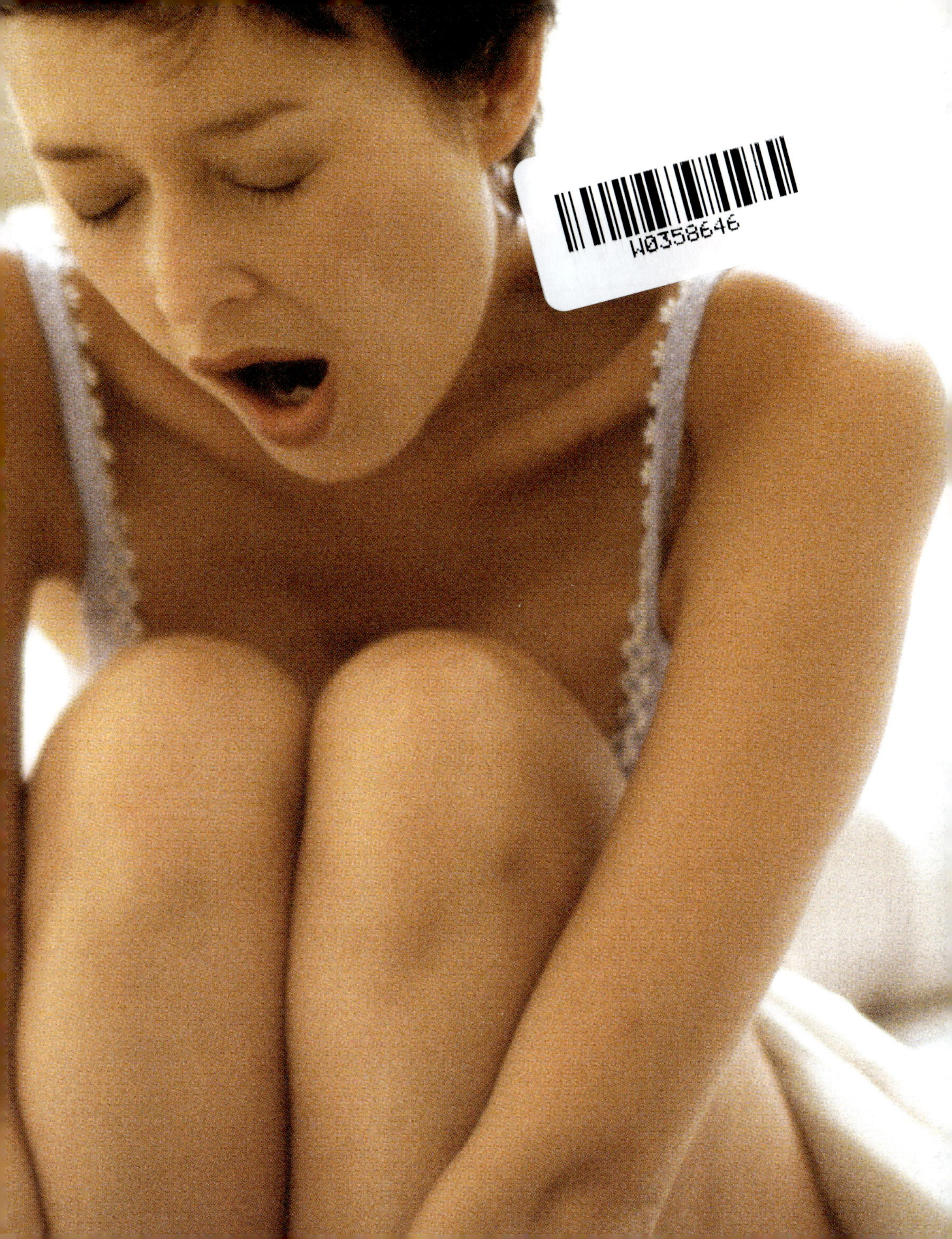

ISBN 3-902191-54-6

© Firmensitz: Kneipp-Verlag GmbH, Kunigundenweg 10, A-8700 Leoben;
Zweigstelle: Lobkowitzplatz 1, 1010 Wien.

Autor: MR Dr. Karl F. Maier
A-8344 Bad Gleichenberg 32

Layout, Fotosatz, technische Bearbeitung: Martin Jurkowitsch, Kneipp-Verlag.

Druck: Theiss GmbH, A-9431 St. Stefan.

1. Auflage

Leoben, März 2004

Inhalt

Inhalt

Vorwort

Schlaflosigkeit quält den Nichtschläfer, Schnarchen quält den Mitschläfer. Krankhaftes Schnarchen lässt den Tag zur Qual werden, weil Müdigkeit und Leistungsverlust zu privaten Problemen und Schwierigkeiten am Arbeitsplatz führen.

Alle Menschen schlafen dann und wann schlecht, viele Menschen schlafen oft schlecht und nicht wenige Menschen haben ein massives Problem, das die Nacht zum Albtraum werden lässt. Ihre Atmung setzt periodenweise aus, um mit explosionsartigem Schnarchen wieder neu zu starten. Information, Rat und Hilfe braucht besonders diese letzte Gruppe.

Das Buch soll all jenen zu einem freundlichen Helfer werden, deren Schlaf gestört ist. Sei es durch »gewöhnliches« Schnarchen oder durch das krankhafte Schnarchen der »Atemaussetzer«-Krankheit.

Ebenso soll das Buch zum Ansprechpartner werden für jene, deren Schlaf durch das Schnarchen ihrer Bett- oder Zimmergenossen gestört wird. Nicht selten stellt der Mitschläfer die erste Verdachtsdiagnose eines unheilvollen Schnarchens.

Dieser Band informiert über Schlaf und Traum, über Schnarchen und die Schnarchkrankheit. Krankhaftes Schnarchen ist nichts zum Lachen, es fördert Herzrhythmusstörungen, Herzschwäche, Bluthochdruck und Schlaganfall. Folgen sind Arbeitsunfähigkeit, Frühinvalidität, Verkehrs- und Arbeitsunfälle und tiefe Einschnitte im privaten Leben. Das Buch soll mithelfen, diese Folgen und deren Ursachen aufzudecken und einer erfolgreichen Behandlung zuzuführen. Dazu gehören nicht nur fachgerechte Diagnostik und Therapie, sondern auch Tipps zur allgemeinen Lebensführung.

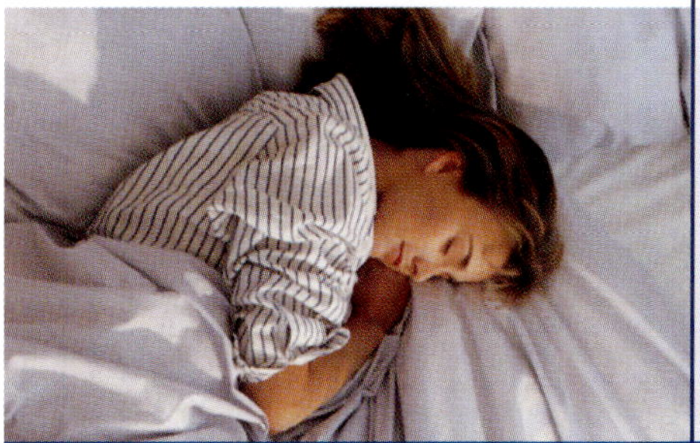

Schlafen ist ein elementares körperlich-seelisches Bedürfnis des Menschen.

Der normale Schlaf

Den meisten Menschen würde es schwer fallen, die Frage »Was ist ein normaler Schlaf?« korrekt zu beantworten. Dennoch ist uns ziemlich genau bewusst, wann unser Schlaf »normal« ist. Als normal erscheint uns der Schlaf, wenn wir uns am Morgen ausgeruht und erfrischt fühlen. Als normal sehen wir unseren Schlaf auch dann, wenn er eben kein Thema für uns ist. Sprechen wir dagegen über unseren Nachtschlaf oder machen wir uns gar Gedanken über Einschlafen und Durchschlafen, ist dies ein untrügliches Zeichen für gestörten Schlaf.

Ungeachtet der bloß gefühlsmäßigen Einschätzung der Schlafqualität gibt es den »normalen« Schlaf trotzdem. Schlaf hat eine gewisse Struktur und für alle Altersgruppen, Geschlechter und Kulturen gibt es gewisse (»normale«) Schlafmuster. Im Nachfolgenden werden wir uns damit beschäftigen.

Über Schlaf und Traum

Schlafen und Träumen beschäftigen den Menschen von Anbeginn. Griechen und Römer hatten eigene Götter dafür, die Griechen nannten ihn »Hypnos« – davon kommt unser Wort Hypnotika für Schlafmittel, die Römer »Somnus« – unser Wort »Insomnie« für Schlaflosigkeit leitet sich davon ab. Unsere griechischen Vorfahren dachten sich ihren Gott Hypnos als Bruder des Todes und Sohn der Nacht und die Söhne des Todes erkannten sie als Träume. Ihrer Vorstellung nach lebten alle zusammen in einer Höhle auf der griechischen Insel Lemnos. Durch die ewige Dunkelheit der Höhle floss »Lethe«, der Strom des Vergessens.

Die Wissenschaft sieht den Schlaf als den wiederkehrenden Zustand einer verminderten Empfänglichkeit für Reize von außen. Dieser Zustand ist leicht aufzuheben und völlig normal. Im Schlaf ist die Empfänglichkeit für die Umwelt herunter reguliert. Selbst wenn wir im Schlaf die Augen offen haben, nehmen wir unsere Umgebung nicht wahr. Immer erschien

Schlafen und Wachen werden durch Zeitgeber gesteuert – Licht ist z. B. ein solcher.

den Menschen der Schlaf zwar als etwas sehr Erholsames und er wurde vielleicht deshalb in der wissenschaftlichen Diskussion kaum beachtet. Anders ist es mit unserer Traumwelt.

Schon in der »alten Zeit« wurde eine Fülle von Spekulationen darüber angestellt, warum wir träumen und was uns Träume »sagen« sollten. Alle Traumdeutungen ranken sich schließlich darum, ob Träume Abbilder unserer geheimen Wünsche, Hoffnungen oder Ängste sind. Erst im letzten Jahrhundert hat der österreichische Nervenarzt Sigmund Freud mit dem Werk »Die Traumdeutung« die erste umfassende Untersuchung des Träumens dargelegt.

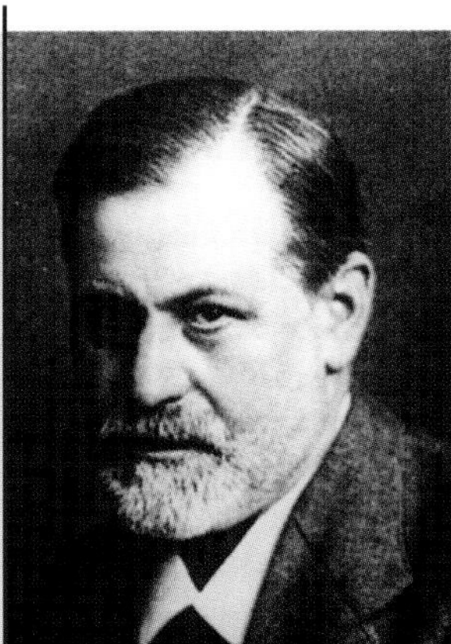

Der Wiener Nervenarzt Sigmund Freud war der Schöpfer der Traumdeutung.

Der Beginn der Schlafforschung fällt zusammen mit der Entdeckung und Aufzeichnung der Hirnströme in den 30er Jahren des 20. Jahrhunderts.

Aufregend und neu war, dass Schlaf kein einförmiges Einerlei von passivem »Liegen« ist, sondern ein recht kompliziertes Auf und Ab verschiedenster Hirnreaktionen. Seitdem diese Hirntätigkeiten mit dem EEG (»Elektroencepahlogramm) aufzeichenbar sind, spricht man auch von einer »Schlafarchitektur«.

Wie funktioniert ein EEG?

Nach einem bestimmten System auf die Kopfhaut geklebte Metallfühler leiten elektrische Spannung in ein Gerät, in dem sie verstärkt wird.

Die Wiedergabe auf Papier oder Bildschirm erfolgt in Form verschieden gestalteter und verschieden hoher Wellen.

Aus vielen Untersuchungen weiß man, welche Wellen welchem Zustand von Wachen, Schlafen und Gehirntätigkeit entsprechen. Sind wir wach, aber nicht besonders aufmerksam, zeigen sich **Alpha-Wellen,** öffnen wir die Augen, erscheinen **Beta-Wellen.**

Gammawellen produziert unser Gehirn bei hoher Konzentration, etwa beim Lernen.

Theta- und **Delta-**Wellen sind nur im Schlafzustand vorhanden, während die sonst »wachen« Alpha-Wellen nur in bestimmten Schlafstadien auftreten. Diese besonderen Schlafstadien werden als **»REM«-Schlaf** zusammengefasst.

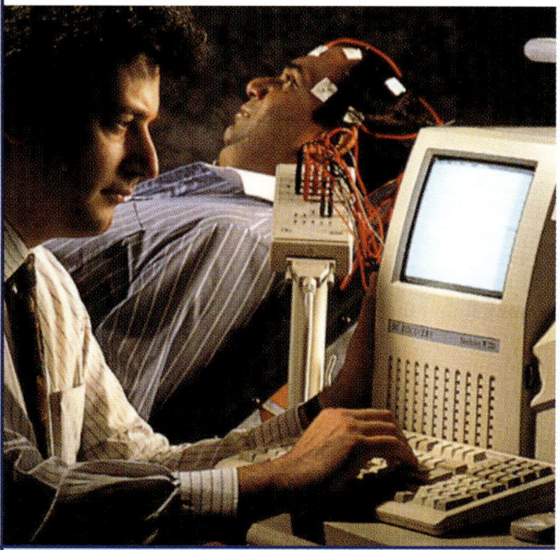

Mit dem EEG werden verschiedene Schlafstadien bestimmt.

Wichtige Begriffe:

- Alpha-Wellen
- Beta-Wellen
- Gamma-Wellen
- Theta- und Delta-Wellen
- REM-Schlaf
- EEG – EOG – EMG = Polysomnogramm

Auf diese Besonderheit, »REM«, ist man durch die Entdeckung heftiger Augenbewegungen im Laufe eines Schlafes gestoßen. Dazu hat man die Messung der Augenbewegungen mit den Ergebnissen des EEG´s verglichen.

Noch genauer erforscht wurde das REM-Phänomen in den 50er Jahren, indem man gleichzeitig auch die Muskelspannung am Mundboden registriert hat.

Die Aufzeichnung der Augenbewegungen wird **»EOG«** (**E**lektro**o**kulo**g**ramm) und die Aufzeichnung der Muskeltätigkeit **»EMG«** (**E**lektro**m**yo**g**ramm) genannt.

Die Kombination von EEG, EOG und EMG bezeichnet man als »Polysomnogramm«.

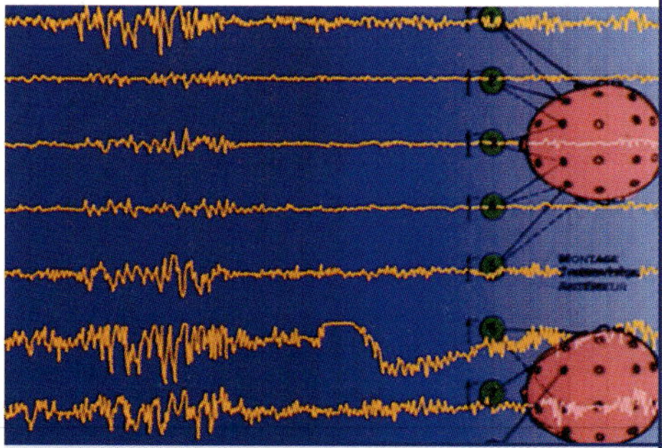

Anzahl, Form und Güte der »Zacken« im EEG haben zum Begriff der »Wellen« geführt. Jede »Welle« ist typisch für ein Schlafstadium.

Wird der Schlaf einer einzigen Nacht mittels EEG und EOG aufgezeichnet, bekommt man eine bedruckte Papierschlange von einigen Hundert Metern Länge. Man sieht vom Wachzustand bis zur Tiefschlafphase ein stetiges Gröberwerden des EEG-Musters. Die Bewegungen der Augen werden immer seltener und die Muskeln entspannen sich zusehends – was am Abflachen von EMG und EOG erkennbar wird. Die Graphiken des REM-Schlafes ähneln am stärksten dem Wachzustand mit lebhaften Augenbewegungen, während die Muskelspannung am schwächsten ist.

Nicht jeder Mensch schläft nach demselben Muster

Die meisten allerdings gleiten nach einer Viertelstunde ins Stadium II, um bald in das Tiefschlafstadium einzutreten. Am längsten dauert das Schlafstadium IV.

Die Stadien I bis IV werden als »Nicht-REM-Schlaf« oder »Non-REM-Schlaf« bezeichnet.

Für den »Schlafweg« von I bis IV braucht man durchschnittlich 60 bis 90 Minuten. Nach Durcheilen dieses Weges kehrt sich das Muster in die

Vom Wachen zum Traum

Wachen (Alpha-Wellen)

Schlafstadium I (Theta-Wellen): Halbschlaf, Dösen, kurze traumartige Eindrücke

Schlafstadium II (Theta-Wellen mit »Schlafspindeln«): Eigentlicher Schlaf

Schlafstadium III+IV (Delta-Wellen): Tiefschlafstadien

REM-Stadium (kleine Alpha-Wellen): Heftige (**r**apide) Augen (**e**ye) Bewegungen (**m**ovement)

50 % der Schlafzeit verbringen wir im Schlafstadium II.

Zu maximal 25 % schlafen wir in den Stadien III und IV.

Der REM-Schlaf macht bis zu 25 % der Schlafdauer aus.

Je jünger wir sind, umso länger verbleiben wir im REM-Schlaf. An die Träume in dieser Schlafphase können wir uns gut erinnern. Auch in den anderen Schlafstadien kommen Träume vor, an diese können wir uns aber meist schlecht erinnern.

Der REM-Schlaf spielt eine wichtige Rolle für unser Gedächtnis.

umgekehrte Reihenfolge und über das Schlafstadium II betreten wir das Wunderland des 1. REM-Schlafes. Dieser dauert meist nur 5 bis 15 Minuten.

Nach dem 1. REM-Schlaf wiederholt sich der eineinhalbstündige Ablauf der Schlafphasen von neuem und zirkuliert so bis zum morgendlichen Erwachen. In der Zeit bis zum Aufstehen werden die Phasen III und IV immer kürzer. Dies hat zur Folge, dass wir den größten Teil der Nacht im Schlafstadium II verbringen.

Während die Stadien III und IV also mit zunehmender Schlafdauer kürzer werden, nimmt die Dauer des REM-Schlafes von einem Zyklus zum anderen zu.

Je jünger man ist, umso größer ist der Anteil des REM-Schlafes am Gesamtschlaf. Der gesunde Erwachsene mit 25 % REM-Schlaf erlebt als Senior nur mehr 15 bis 18 % REM-Schlafzeit.

Spitzenreiter im REM-Schlaf sind Neugeborene und Säuglinge mit 50 bis 80 % REM-Schlafphasen. Der Säugling tritt übrigens mit dem Schlafbeginn sofort in die REM-Phase über.

Wir bleiben 1/4 unserer Schlafzeit im REM-Schlaf.

3/4 unserer Schlafzeit verbleiben wir im Non-REM-Schlaf.

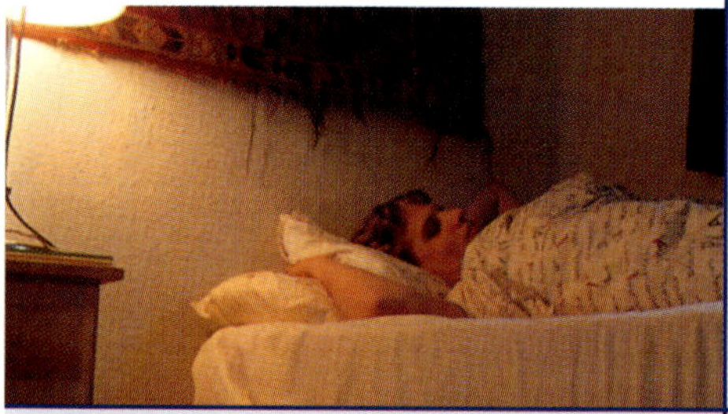

Jeder Mensch hat sein typisches »Schlafmuster«.

Was im Schlaf geschieht

Warum wir den Schlaf überhaupt brauchen ist letztendlich nicht wirklich geklärt. Tatsache ist, dass im Schlaf die meisten – aber nicht alle – Körperfunktionen gedrosselt ablaufen:

- Der Blutdruck sinkt.
- Der Pulsschlag wird langsamer.
- Die Körpertemperatur sinkt zu Beginn des Schlafes.
- Im REM-Schlaf wird alles anders: Der Pulsschlag ist erhöht, die Atmung wird unregelmäßiger und Atemaussetzer kommen vor. Auch der Blutdruck steigt im REM-Schlaf. Geht der REM-Schlaf in den Nicht-REM-Schlaf über, beruhigt sich wieder alles. Die Muskelspannung ist aber nicht im Tiefschlaf am geringsten, sondern im REM-Schlaf.

- Die Erweckbarkeit aus dem Tiefschlaf ist zwar schwierig, aber Geräusche, die Gefahr bedeuten können, sind in der Lage, uns zu wecken, auch wenn die Lautstärke nur gering ist. So werden Mütter auch bei nur leisem Wimmern ihres Babys wach. Im REM-Schlaf dagegen können wir auch durch unbestimmte leise Töne leicht geweckt werden.

Anders verhält es sich mit der Stoffwechselsituation in unserem Hormonhaushalt, dort herrscht während des Schlafes nämlich Hochbetrieb. Ähnlich ist es mit der körperlichen Abwehr. Immunvorgänge laufen im Schlaf verstärkt ab. Dies kann mit der Grund sein für die Sinnhaftigkeit »Krankheiten auszuschlafen«.

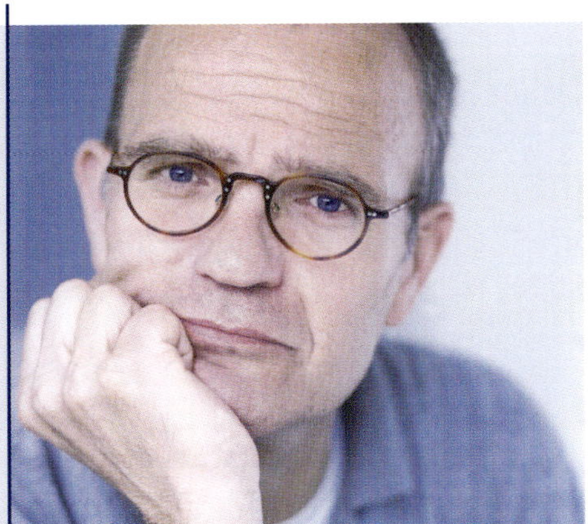

Wenig Schlaf führt zu Müdigkeit und Vitalitätsverlust.

Warum wir Schlaf brauchen

Um **die Bedeutung des Schlafes** wissen alle jene bestens Bescheid, die zeitweilig oder immer schlecht schlafen. Der im Schlaf gestörte oder am Schlafen gehinderte Mensch fühlt sich müde, ist schlecht gelaunt und kann sich nicht gut konzentrieren. Wer unter völligem Schlafentzug leidet, hat mit Wahnvorstellungen, Halluzinationen, zu rechnen. Bei andauerndem Nichtschlafen drohen Veränderungen des Verhaltens und der Persönlichkeit, die Wahrnehmung ist getrübt, die Sprache wird verwaschen und das Gedächtnis lückenhaft. Am Ende steht Verwirrtheit.

Bekannt sind Schlafentzüge von 10 bis 15 Tagen! Erstaunlich ist, dass man nach einem langen Schlafentzug nur einige Stunden Mehrschlaf als sonst üblich braucht, um wieder »der Alte« zu sein.

Die Analyse der verschiedenen Schlafphasen hat gezeigt: Das Prädikat »erholsam« ist in erster Linie an die Tiefschlafstadien III und IV gebunden. Je erschöpfter wir von der Tagesmühe sind, umso länger verbleiben wir im Tiefschlaf auf Kosten des REM-Schlafes. Werden wir im Tiefschlafstadium gestört, gelingt es uns nach dem Wiedereinschlafen, einen Teil von Phase IV nachzuholen. Ein ähnliches Ritual schafft das Gehirn, wenn wir unsere Schlafenszeit generell verkürzen. Der Körper »rettet« sich in möglichst lange Tiefschlafphasen, um das allgemeine Schlafdefizit wettzumachen.

Auf diese Weise kann ein nur dreistündiger Kurzschlaf ebenso viele Tiefschlafphasen enthalten wie ein »normaler« Neunstundenschlaf. Wird jedoch die Schlafzeit weiter verkürzt, kann die Tiefschlafphase nicht weiter ausgedehnt werden und wir haben mit Mangelerscheinungen zu rechnen: Konzentration und Leistung lassen empfindlich nach.

Zu beachten ist: Der Körper »weiß«, dass er sich in den Tiefschlafphasen des Non-REM-Schlafes am besten erholt. Diese Tiefschlafphasen sind daher direkt nach den Anstrengungen des Tages, also in den ersten Nachtstunden, am längsten und kommen am häufigsten vor.

Was man über den Traumschlaf (REM-Schlaf) wissen sollte

Vom Wachzustand bis zum Hinübergleiten ins leichte Schlafen oder Dösen bewegen sich unsere Augen noch langsam hin und her. Mit dem »Hineinschlafen« in die Stadien II-IV entspannen sich unsere Augäpfel und werden ruhig. Wir wissen bereits, dass wir nach dem ersten Tiefschlaf alle Schlafstadien in umgekehrter Reihenfolge »durchschlafen«. Halt machen wir aber im Stadium II. Wir gehen nicht in das Stadium I zurück, vielmehr wechseln wir in die schon bekannte REM-Phase. Meistens geschieht dies dann, wenn sich der Schläfer ruckartig umdreht.

In dieser REM-Phase sind nicht nur heftige Augenbewegungen zu registrieren, auch andere Körperfunktionen verändern sich. Blutdruck, Puls und Atemfolge sind gesteigert, die Muskeln im Gesicht, an Armen und Beinen werden aktiv und es kommt zu Zuckungen. In dieser Zeit sind die Hirntemperatur und die Hirndurchblutung erhöht.

Auf Grund dieser Umstände würde man nun annehmen, dass der REM-Schlaf eine sehr oberflächliche Schlafperiode darstellt. Das Gegenteil scheint der Fall zu sein. Bewegen sich zwar die Bein- und Armmuskeln, sind doch die übrigen Körpermuskeln vollkommen entspannt.

Den »lebenden« Beweis tritt der Schlafende selbst an: Weckt man Menschen im REM-Schlaf auf, sind alle Aufgeweckten der Meinung, aus einem Tiefschlaf gerissen worden zu sein. Die anderen Non-REM-Phasen werden dagegen als »leichter« Schlaf klassifiziert. Die Stärke des Reizes, die ausreicht, um einen REM-Schläfer zu wecken, ist auch kein Maß für die Schlaftiefe. Ob wir nämlich beim REM-Schlafen geweckt werden oder nicht, hängt vom jeweiligen Traumzustand ab. Gelingt es, den Weckreiz in unseren gerade ablaufenden Traum einbauen, wachen wir auf. Hat der Weckreiz keinerlei mögliche Beziehung zum Traum, schlafen wir weiter und wachen nicht auf.

Fast alle Menschen (über 80 %), die aus einem REM-Schlaf geweckt werden, können von Träumen berichten. Nur 1/3 bis maximal die Hälfte der Schläfer, die aus einem Nicht-REM-Schlaf geweckt werden, können sich an Träume erinnern.

Zur Bezeichnung »Traumschlaf« für den REM-Schlaf ist man gekommen, weil man im REM-Schlaf anhaltende, sehr bunte, abenteuerliche bis bizarre Bilderwelten erlebt. Träume im Nicht-REM-Schlaf dagegen sind nur kurz und eher »sachlich«, mit unserer gewohnten Lebenswelt besser vereinbar.

Untersuchungen deuten darauf hin, dass REM-Schlaf weniger wichtig für das Leben ist als der Nicht-REM-Schlaf.

Weckt man Schlafende für einen längeren Zeitraum immer wieder aus dem REM-Schlaf auf, versucht der Organismus diese REM-Phasen »nachzuschlafen«. Der Schlafende erlebt dies als eine Anhäufung von Träumen.

Wird die Schlafdauer allgemein verkürzt, nimmt die Tiefschlafphase auf Kosten der REM-Phase zu.

Was versteht man unter REM-Schlaf?

- REM-Schlaf beginnt nach dem 1. Schlafzyklus.
- REM-Schlaf wird als Tiefschlaf erlebt.
- Im REM-Schlaf erlebt man intensive Träume.
- Entzug von REM-Schlaf stört die geistige Kapazität, nicht aber das Gefühlsleben.
- Schlafverkürzung geht auf Kosten des REM-Schlafes.
- REM-Schlaf ist wichtig für das Langzeitgedächtnis.

Sigmund Freund dachte – vor der Ära des EEG – dass wir Spannungen in der Gefühlswelt (»Seele«) durch Träume abbauen. Die moderne Schlafforschung hat jedoch erkannt, dass der Entzug von REM-Schlaf nicht zu psychischen Problemen führt. Ein früher Anhaltspunkt für die Richtigkeit dieses Umstandes war das Erkennen der günstigen Wirkungen von Schlafentzug auf Depressionen. Nicht zu selten ist massiver Schlafentzug das einzige Mittel, um schwere Depressionen mehr oder weniger schlagartig zu bessern.

Verminderter REM-Schlaf stört also unser Seelenleben offensichtlich nicht. Anders verhält es sich mit unseren geistigen Leistungen, als »Intellektualität« zusammengefasst. REM-Entzug merken wir nicht, so lange wir Routineaufgaben zu bewältigen haben. Stehen uns allerdings komplizierte Aufgaben ins Haus, bei denen es auf hohe Aufmerksamkeit, Merkfähigkeit und geistige Gewandtheit ankommt, erbringen wir durch REM-Entzug schlechtere Leistungen.

Die Ergebnisse der neuzeitlichen Hirnforschung über den REM-Schlaf kann man so zusammenfassen: Unser Gehirn ordnet im REM-Schlaf alles, was wir neu gelernt haben und legt es im Langzeitgedächtnis ab. Dafür spricht auch die lange REM-Phase bei Säuglingen und Kindern, einer Altersgruppe, die täglich viel Neues lernen muss. Je mehr wir schon »wissen«, umso weniger wichtig erscheinen uns die gewohnten Dinge und Erlebnisse des Alltags, und umso weniger REM-Phasen haben wir, wenn wir älter werden.

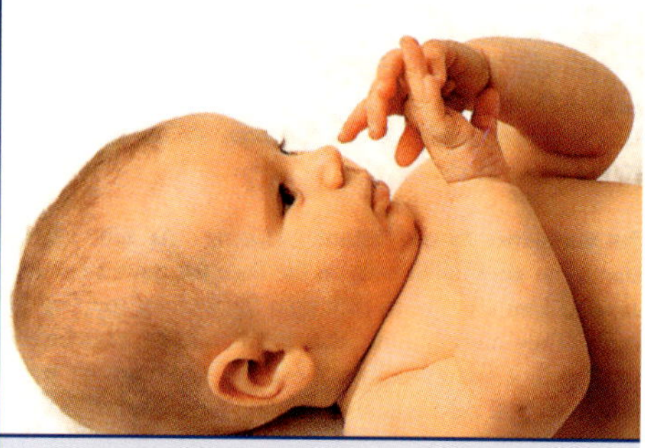

Schon bald nach der Geburt nimmt das Schlafbedürfnis ab.

Eine stärkere REM-Aktivität hat der Erwachsene dann, wenn er starken geistigen Herausforderungen ausgesetzt ist.

Nicht alle Menschen »müssen« lange schlafen

Der besonders erholsame Schlaf ist der Tiefschlaf in den ersten Stunden. Jener Schläfer, der danach noch einige Zeit im REM-Schlaf verbringt, kann genauso ausgeschlafen sein wie der »Langschläfer«.

Ältere Menschen schlafen kürzer. Dies muss aber nicht bedeuten, dass der Schlaf weniger erholsam ist. Es ist heutzutage noch intensiver Forschungsgegenstand, warum ältere Menschen mit weniger Schlaf und weniger REM-Schlaf auskommen und dennoch »ausgeschlafen« sind. Menschen schlafen unterschiedlich lange. Für die Mehrzahl von uns kann alles als normal gelten, was zwischen sechs und neun Stunden liegt. Werden wir älter, nimmt die Schlafdauer generell ab. Am längsten mit 16 Stunden Schlaf pro Tag schlafen Neugeborene. »Mit den Jahren« kann die Schlafdauer auch auf unter sechs Stunden abfallen.

Messung der Schlaftiefe

Häufige Wechsel zwischen den verschiedenen Schlafstadien entsprechen meist einer »unruhigen« Nacht. Messen kann man dies mit EEG, EOG und EMG.

Allgemein spricht man von einem »tiefen« Schlaf dann, wenn man nicht so leicht daraus geweckt werden kann. Wir wissen aber, dass viele Menschen in den verschiedenen Schlafstadien mehr oder weniger leicht geweckt werden können.

Die »Leichtigkeit« des Aufweckens ist daher zur Beurteilung der Schlaftiefe nicht gut geeignet.

Schlaf und 24-Stunden-Rhythmus

Schlafen und Wachen werden durch Zeitgeber gesteuert. Solche Zeitgeber sind unsere Mahlzeiten, Arbeitszeiten, Licht, Temperatur, Sonne und Dunkelheit.

Ist das Zusammenspiel der Zeitgeber verändert, z.B. bei Fernreisen, können Schlafstörungen die Folge sein.

Andererseits kann ein gestörter Schlaf auch die Zeitgeber durcheinander bringen, wenn beispielsweise nächtliche Schlaflosigkeit dazu führt, dass jemand regelmäßig während des Tages schläft.

Schlafstörungen

Der Arzt diagnostiziert eine »Schlafstörung«, wenn Folgendes vorliegt:

- Häufige oder ständige Schlafschwierigkeiten.
- Derzeitige Schwierigkeiten, einzuschlafen oder durchzuschlafen.
- Zu früh aufzuwachen.
- Durch Einschlaf- oder Durchschlafprobleme Schwierigkeiten zu haben oder stark dadurch gestört zu werden.
- Im Zeitraum von mindestens 4 Wochen Einschlaf- oder Durchschlafprobleme zu haben oder zu früh aufzuwachen und bereits ärztliche Hilfe in Anspruch genommen zu haben, Medikamente zur Behandlung eingenommen zu haben oder festzustellen, dass das Leben stark beeinträchtigt ist und die Schlafstörung nicht Folge einer körperlichen Erkrankung ist.
- Selbstwahrgenommene Schlafstörungen ohne Einnahme von Schlaftabletten.
- Unzufriedenheit mit dem Schlaf.
- Einnahme von Medikamenten gegen Schlafstörungen.
- Einnahme von Medikamenten wegen Angststörungen bezüglich der Schlafstörungen.

Der Wissenschaft bekannt sind etwa 88 verschiedene Schlaf-Wach-Störungen. Am häufigsten beklagt und am häufigsten behandelt werden Ein- und Durchschlafstörungen, auch als **»Insomnien«** bezeichnet.

Von einer Schlafstörung spricht man, wenn entweder das Ein- oder das Durchschlafen behindert ist oder die Schlafqualität an sich schlecht ist. Die typische »Schlafstörung« tritt mindestens dreimal pro Woche mindestens einen Monat lang auf. Schlaflosigkeit führt zu andauernder Beschäftigung damit und zu extremen Sorgen über die Folgen der Schlaflosigkeit. Nicht selten führen die verminderte Schlafmenge und die schlechte Schlafqualität zu seelischen und körperlichen Beschwerden.

Eine Beeinträchtigung der beruflichen, privaten und sozialen Fähigkeiten kann daraus entstehen.

Albträume sind Träume, in denen Angst und Schrecken vorherrschen. Die Erinnerung daran am nächsten Morgen kann sehr lebhaft und detailgetreu sein.

Spezielle Schlafstörungen, die sich vom »schlechten Schlafen« und von Schlaflosigkeit abgrenzen lassen, sind

- **Schlafwandeln**
- **Nachtängste**
- **Nächtliches Zähneknirschen**
- **Bettnässen**
- **Schlafapnoe-Syndrom**
- **Muskelzucken und »rastlose Beine«.**

Nachtängste kommen bei Kindern häufiger vor und liegen in der Familie. Betroffene schrecken im ersten Drittel des nächtlichen Schlafes während der Tief-

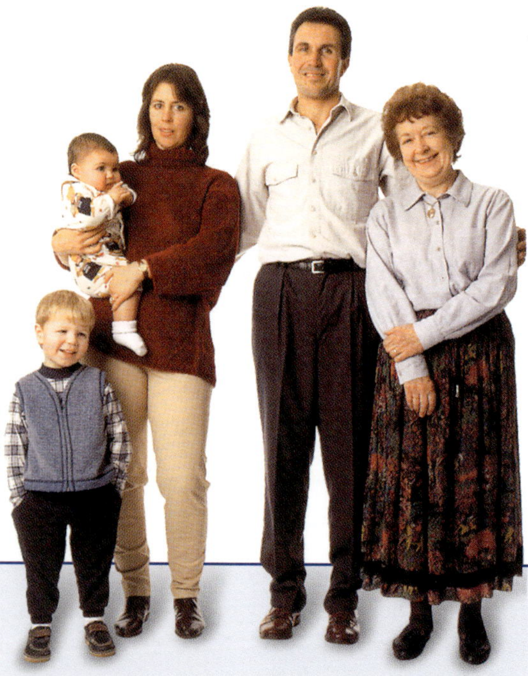

Alle Altersgruppen werden zeitweilig von Schlaflosigkeit geplagt.

schlafphase auf, stehen auf und schreien in Panik. Der Grund dafür sind plötzliche Anfälle von Furcht und Panik während des Schlafes, meist in tieferen Schlafstadien (Stadium III und IV).

Während eines Anfalls von Nachtangst ist der Puls erhöht, die betroffenen Kinder schwitzen und haben eine veränderte Atmung. Dabei ist es schwierig, die Kinder aufzuwecken. Es kommt meist von selbst wieder zur Beruhigung und die Betroffenen schlafen dann normal weiter. Beim Aufwachen ist keine Erinnerung an den Anfall mehr vorhanden. Nachtangst hat sehr enge Beziehungen zum Albtraum.

Erwachsene, die unter Nachtangst leiden, weisen auch sonst im Leben einen hohen »Angst-Pegel« auf.

Besondere Gründe für die Nachtangst finden sich aber weder bei Kindern noch bei Erwachsenen. Mitunter werden Stressreaktionen, alte Kopfverletzungen oder Nebenwirkungen mancher Medikamente dafür verantwortlich gemacht.

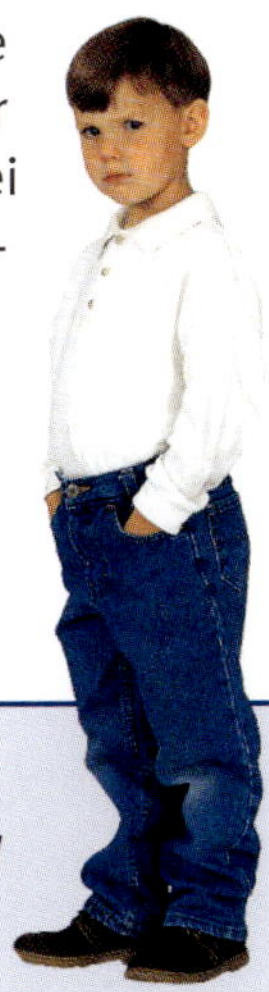

Nachtängste sind bei Kindern nicht selten und »liegen in der Familie«.

Ähnlich ist **Schlafwandeln** (Somnambulismus). Es ist – mit einer Streubreite von 1 bis 15 % in der Bevölkerung – häufiger bei Kindern und liegt in der Familie. Knaben werden häufiger davon befallen als Mädchen.

Ähnlich wie die Nachtangst tritt es in den tieferen Schlafstadien (Stadium III und IV) auf. Der Schlafwandler verlässt das Bett – meist im ersten Drittel des nächtlichen Schlafes – und geht herum. Bei Beginn des Schlafwandelns setzt sich der Schläfer mit offenen Augen im zerwühlten Bett auf und geht dann herum. Unbewusster Abgang von Harn oder Stuhl ist möglich.

Bewusstsein, Reaktionsvermögen und Muskelleistungen sind vermindert.

Der Schlafwandler ist sich seiner Umgebung nicht bewusst, Sprechen ist nicht möglich. Nach dem Herumgehen legt sich der Schlafwandler meist wieder ins Bett oder bettet sich an einer anderen Stelle wieder hin und schläft dort weiter. Falls irgendeine Erinnerung daran am nächsten Tag noch vorhanden ist, dann in der Art, dass ein angsterfülltes Erlebnis, wie z. B. die eigene Beerdigung, erinnert wird. Die wichtigste Maßnahme bei Schlafwandeln besteht darin, den Schlafwandler vor sich selbst zu schützen: Fenster und Türen verschließen, gefährliche Gegenstände wie Messer oder Besteck zu verräumen.

Das bei Kindern häufiger als bei Erwachsenen vorkommende Schlafwandeln hört mit Ende der Pubertät meist auf.

Erwachsene Schlafwandelnde stehen öfters unter hoher Stressbelastung oder führen ein problembehaftetes Leben. Die Behandlung von Schlafwandeln (Somnambulismus) ist schwierig. Medikamente und Psychotherapie nützen nur im Einzelfall und sind keine Erfolgsgarantie.

Unter **nächtlichem Zähneknirschen** leiden bis zu 20 % der Bevölkerung. Typisch dafür ist gut hörbares, starkes und regelmäßig sich wiederholendes Knirschen mit den Zähnen während des Schlafes in allen Stadien während der ganzen Nacht. Ursächliche Gründe dafür sind unbekannt.

Öfters aber leiden die »Knirscher« unter unbewältigten Stressreaktionen. Jegliche Behandlung richtet sich auf den Schutz der Zähne, die durch das Knirschen mehr oder weniger gleichmäßig abgeschliffen und verkürzt werden. In Verwendung sind Zahnspangen, die einen direkten Kontakt der Oberkieferzähne mit den Unterkieferzähnen verhindern.

Falls der nächtliche Knirscher tagsüber über Beschwerden klagt, dann über schmerzende Kiefer.

Klagen kommen insgesamt eher vom Schlafpartner, der durch das mitunter laute Knirschen im Schlaf gestört wird.

Eine sichere Grenze, ab der Kinder in der Nacht »trocken« sein sollten, gibt es nicht. Ein **nächtliches Einnässen** – »Enuresis nocturna« – findet meist in der Tiefschlafphase statt. In den meisten Fällen bleibt das Problem nach dem 5. Lebensjahr nicht bestehen, die Kinder »wachsen« einfach heraus. Als Ursache für verlängertes Bettnässen kommen Probleme im Blasenbereich in Frage. Bei geklärter Ursache lässt sich das Problem meist örtlich, durch urologische Maßnahmen, lösen. Medikamentös helfen bestimmte Mittel gegen Depression (»trizyklische Antidepressiva«) sowie das Hormon »Oxytocin«.

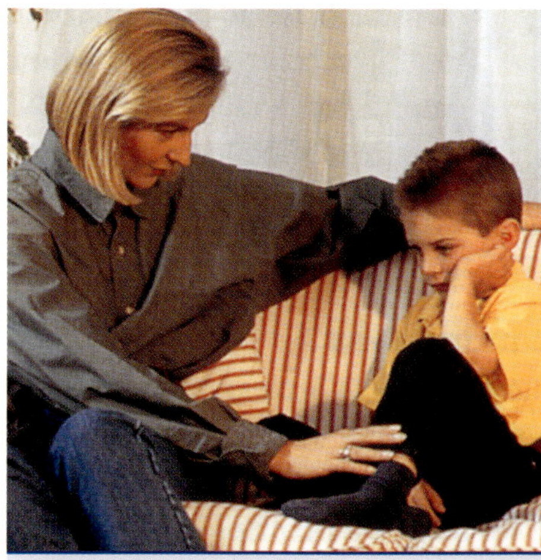

Die meisten Formen von »Einnässen« geben sich mit dem Älterwerden.

Schlafapnoe bezeichnet eine vorübergehende Einstellung der Atmung während des Schlafes. Ursache kann eine Verlegung (Obstruktion) der oberen Atemwege sein oder das Aussetzen des Atemreizes im Gehirn. Kombinieren sich beide Ursachen, liegt eine gemischte Schlafapnoe vor. Hauptsymptom in jedem Fall ist Tagesschläfrigkeit.

Bei der Verlegung der oberen Atemwege kommt es während des Schlafes zu einem Verschluss des Rachens. Dies geschieht entweder durch ein Zusammenfallen der stützenden Rachenmuskeln oder durch einen Luftsog im Rachen während des Einatmens. Versucht der Betroffene, durch das zunehmend enger werdende Rachenloch zu atmen, ist häufig extrem lautes Schnarchen die Folge.

Wird durch den Luftsog die Atmung völlig behindert, kann es zu einem Ausfall der Atmung bis zu einer Minute kommen. Das Abmühen des Patienten gegen die verengte Luftbahn dauert so lange, bis er aufwacht oder in ein leichteres Schlafstadium wechselt. Normalisiert sich der Luftstrom wieder, ist meist ein lautes Luftschnappen zu hören.

Nicht wenige Patienten werden dadurch pro Nacht von 50 bis 100 solcher Attacken heimgesucht. Während der Attacke ist der Sauerstoffgehalt im Blut stark reduziert, was zu Organschäden führt (siehe S. 59 f.).

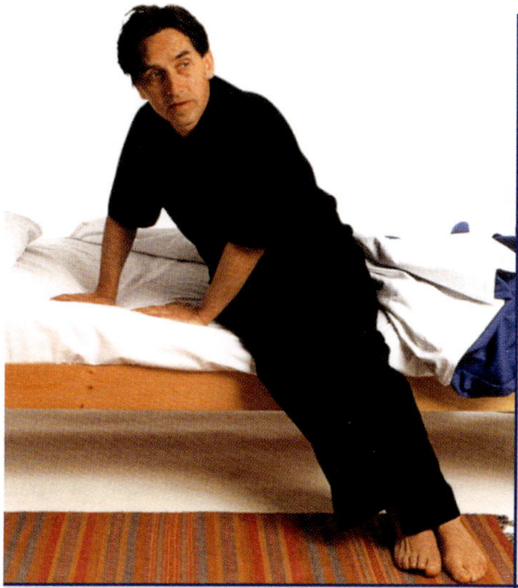

Schlafapnoe führt zu Tagesmüdigkeit.

Problematisch ist die Tatsache, dass die Atemattacken nur in den leichteren Schlafstadien und im REM-Schlaf auftreten. Demgemäß gelingt es dem Apnoiker gar nicht, in tiefere Schlafstadien einzutauchen, was die Gesamtqualität des Schlafes empfindlich schmälert. Auch ein durchgehendes Schlaferlebnis wird damit zunichte gemacht. Daraus erklärt sich das Hauptsymptom der Tagesschläfrigkeit. Nachdem sich viele Patienten der nächtlichen Attacken nicht wirklich bewusst sind, stellen sie zwischen ihren Müdigkeitssymptomen am Tag und dem Geschehen in der Nacht auch keinen ursächlichen Zusammenhang her.

Vom **Syndrom der rastlosen Beine** – »restless legs-Syndrom« – sind meistens die Beine, seltener aber auch die Arme betroffen. Es äußert sich in einem unangenehmen Kribbeln, das schon abends beginnen kann. Erstmaliges Auftreten zeigt sich öfters nach stärkerem Kaffeegenuss oder in der Schwangerschaft. Bei intensiven Beschwerden können schwere Schlafstörungen und sogar Depressionen mit vielen Komplikationen die Folgen sein. Bei ungeklärter Ursache für das Beschwerdebild können bis zu 5 % der Bevölkerung davon betroffen sein.

Nächtliches Muskelzucken kann den Schlaf beeinträchtigen. Diese **»Myoklonien«** zeigen sich als unwillkürliche Bewegungen von Armen oder Beinen. Sie kommen meist in den leichteren Schlafstadien vor und sind ursächlich unbekannt. Medikamente können in der Regel für Abhilfe sorgen.

Wie häufig sind Schlafstörungen?

Das Vorkommen von Schlafstörungen nimmt mit dem Alter zu. In allen Altersstufen ist die Unzufriedenheit mit dem Schlaf bei **Frauen** stärker ausgeprägt. Während Frauen also eher über Schlafschwierigkeiten berichten als **Männer,** zeigt sich, dass Männer einen stärker »zerhackten« Schlaf beklagen.

Einschlafprobleme sind eher bei jungen Menschen ein Problem, während **Durchschlaf**schwierigkeiten »mit den Jahren« immer häufiger werden. Auch die Symptome von Schlafstörungen werden mit dem Alter anhaltender.

Welche Umstände fördern Schlafstörungen?

Gefördert werden Schlafstörungen durch das Alter und das weibliche Geschlecht (siehe oben).

Weitere Risikofaktoren sind der Gesundheitszustand und eine ängstliche Persönlichkeitsstruktur.

Nimmt man alle Altersstufen zusammen, zeigt sich, dass fast 2/3 aller organischen Krankheiten von Schlafstörungen begleitet werden.

Nur in ca. 15 % der Fälle sind Schlafstörungen als Begleitsymptome einer Depression.

Mit dem Alter verschieben sich diese Verhältnisse. Bei älteren Menschen ist in 45 % der Fälle von Schlafstörungen eine Depression vorhanden. 45 % der »Altersschlafstörung« liegt eine organische Krankheit zugrunde und in 10 % der Fälle sind die schlafgestörten Senioren an sich gesund.

Folgen einer Schlafstörung

Wiedergegeben sei hier eine Darstellung aus der Wissenschaftzeitschrift »The Lancet« aus dem Jahr 1832, in der ein gewisser Dr. George Sigmond seinen Studenten Schlaflosigkeit erklärt:

»Schlaflosigkeit ist eine Krankheit, die an jedem Körpersystem nagt und jede Funktion stört. Während der Dunkelheit, der Stille und der Einsamkeit der Nacht lehnen sich alle Ursachen der widersprüchlichen Leidenschaft, der Angst und der zerstörerischen Gefühle mit doppelter Energie auf und jagen den geschwächten Geist«.

Schlaflosigkeit verursacht eine Fülle von Beschwerden einerseits durch das Nichtschlafen selbst und andererseits durch die Folgen der Einnahme von Schlaftabletten. Beides kann sich unheilvoll kombinieren:

- Müdigkeit am Tag
- Reduzierte Arbeitsleistung
- Fehltage am Arbeitsplatz
- Unfälle am Arbeitsplatz
- Vermehrte Verkehrsunfälle
- Vermehrt Stürze und Schenkelhalsbrüche.

Schlafmangel und Heilung

Tiefschlaf ist verknüpft mit Gewebsneubildung. Seit langem ist bekannt, dass die Tiefschlafphasen länger ausfallen, wenn dies der Körper »braucht«: Pubertät, Schwangerschaft, nach körperlichen Anstrengungen und nach Schlafmangel.

Temperatur und Schlaf

Im Tiefschlaf ist die Körpertemperatur reduziert. Auch bei Schlafmangel kann die Temperatur um bis zu 0,5 °C abfallen.

Hunger verlängert den Tiefschlaf und verkürzt die REM-Phase.

Körperabwehr und Schlaf

Tiefschlaf stimuliert körperliche Abwehrvorgänge, besonders die Aktivität der so genannten »Killerzellen«, der »raschen Eingreiftruppe« des Körpers.

Stress und zerhackter Schlaf stören den regelrechten Ablauf körperlicher Immunvorgänge.

Schlaf und Gehirntätigkeit

Die unsere Persönlichkeit bildende Großhirnrinde ruht während des Schlafes immer wieder, »schaltet ab«. Dies scheint ein notwendiger Vorgang zu sein, um sich von den verschiedenen Wach- und REM-Phasen erholen zu können. Durch bloßes »Ruhen« kann dem Gehirn keine Erholung verschafft werden. Diese ist nur im Schlaf möglich.

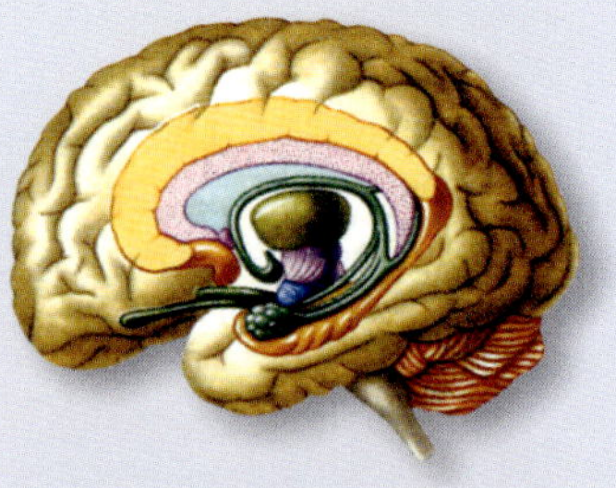

Erholung und Regeneration

verschafft sich das Gehirn nur durch Schlafen und nicht durch bloßes Ruhen!

Schlaf und Stimmung

Menschen, die längere Zeit am Schlafen gehindert werden, »rasten« buchstäblich aus. Sie verlieren Konzentration und Wachsamkeit, bekommen Sehstörungen, haben kein Zeitgefühl mehr. Menschen ohne Schlaf sind zuerst reizbar, werden dann verwirrt und leiden bald unter wahnhaften Verfolgungsideen.

Am völligen Fehlen von Schlaf merkt man: »Schlafen ist nicht alles im Leben, aber ohne Schlafen ist alles nichts«.

Ursachen und Umstände von Schlafstörungen

Eine ganze Reihe von Umständen kann den Schlaf stören. Jeder einzelne Umstand für sich kann normales Schlafen unmöglich machen. Erschwerend wirkt sich die Kombination mehrer Faktoren aus.

Lärm

Lärm vermehrt die Wachphasen, beschleunigt den Wechsel von Wach- und Schlafphasen und stört den Ablauf der einzelnen Schlafstadien. Auch das Ausmaß der nächtlichen Köperbewegungen wird gesteigert. Manche Menschen können sich innerhalb weniger Tage an eine stärkere Geräuschkulisse anpassen, vielen Menschen gelingt dies aber nur schlecht. Menschen haben eine voneinander sehr verschiedene Störschwelle für Lärm. Frauen und ältere Menschen reagieren empfindlicher auf Lärm als Männer und jüngere Menschen. Untersuchungen haben gezeigt, dass mit steigendem Alter immer leisere Geräusche reichen, um ältere Menschen aufzuwecken. So ist es nicht verwunderlich, dass der nächtliche Dauerlärm im städtischen Bereich für Menschen mit leichtem Schlaf ein schwer wiegendes Problem ist. Entscheidender als der absolute Lärmpegel ist aber immer die Bedeutung eines Geräusches für uns.

An gleich bleibenden Lärm kann man sich besser anpassen als an plötzliche oder immer wieder stark auftretende Geräusche. Lärm verringert die nächtlichen REM-Phasen. Je höher der Geräuschpegel ist, umso häufiger kommt es zum Wechsel der Schlafstadien und umso häufiger werden die Wachphasen.

Eine störende **Lärmquelle ist Schnarchen.** Beeinträchtigt wird vor allem der Schlaf des Bettgenossen und nicht der des Schnarchers selbst – der Schnarcher hört sich ja nicht.Die stärksten Gruppen unter den Schnarchern sind Männer, Zigarettenraucher, Übergewichtige und starke Kaffeetrinker.

Umgebungslärm lässt sich mit Ohrstöpseln mindern. Günstig sind solche aus Wachs, da sie sich der Ohrform anpassen.

Temperatur

Sowohl die den Schlafenden umgebende Temperatur wie auch die eigene Körpertemperatur beeinflussen den Schlaf. Der Schlaf verändert sich durch Kälte oder Wärme gleichermaßen, dabei hat Kälte etwas stärkere Auswirkungen.

Aus Untersuchungen ist bekannt, dass wir im unbekleideten und nicht zugedeckten Zustand schon bei einer Raumtemperatur von 26 °C aufwachen, weil uns »kalt« ist.

Es kommt dann zu einer Zunahme der Wachphasen und des Schlafstadiums I sowie zu einer Verringerung der REM-Phasen.

Fieber führt zu häufigem Aufwachen, längeren Wachphasen und einer Verkürzung der Tiefschlafphasen. Ähnlich ist es bei hohen Umgebungstemperaturen.

Licht

Licht ist ein starker Zeitgeber, beeinflusst alle Menschen, aber nicht jeden Menschen gleichmäßig stark. Licht hemmt die Ausschüttung des Hormons Melatonin aus der Zirbeldrüse.

Das Hormon reguliert die innere Uhr und informiert das Gehirn über die Tag- und Nachtzeiten. Licht und Dunkelheit bewirken, dass der 24-Stunden-Rhythmus mit Wachen und Schlafen regelmäßig abläuft.

Es ist daher nicht verwunderlich, dass auch schwache, nächtliche Lichtquellen den Nachtschlaf empfindlich stören können.

Schlafposition

Ungewohnte Schlafpositionen reduzieren die gesamte Schlafzeit und verlängern die Wachphasen – man kennt das von Busreisen und vom »Sitzschlaf« im Flugzeug.

Ernährung

Immer eindeutig sind die Folgen einer Diät oder Gewichtsreduktion. Kurzfristiges Fasten führt zu einer Vertiefung und Verlängerung des Tiefschlafes.

Längerfristiges Hungern dagegen erhöht nicht nur den Eiweißabbau, sondern auch die Dauer der Wachphasen. Gleichzeitig reduziert Hungern den Tiefschlaf und den REM-Schlaf. Menschen mit Magersucht leiden meist auch an Schlafstörungen.

Ob einzelne Lebensmittel den Schlaf verbessern können oder nicht wurde mehrfach untersucht. Die Untersuchungsergebnisse reichen aber nicht aus, um daraus eine bestimmte Empfehlung abzugeben.

Genussmittel

Die am häufigsten konsumierten Genussmittel Alkohol, Kaffee und Nikotin haben negative Auswirkungen auf den Schlaf.

Alkohol – zum »Einschlafen« – genossen, ist insgesamt gesehen kein empfehlenswerter Schlummertrunk.

Alkohol beschleunigt zwar das Einschlafen und vermindert das Aufwachen während der ersten 4 Stunden. Störend wirkt Alkohol danach durch die Unterdrückung des REM-Schlafes, was zu gehäuftem

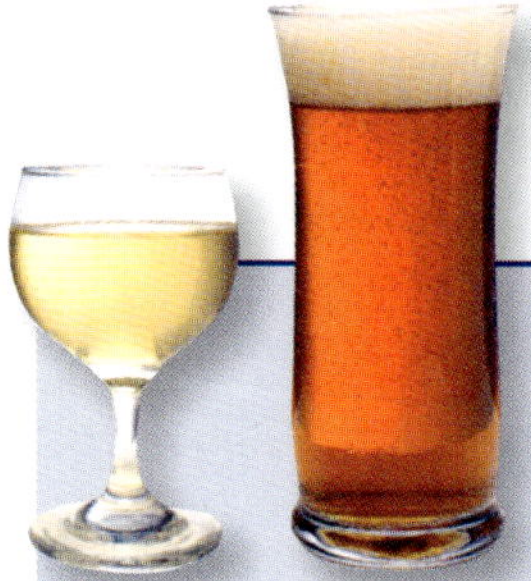

Alkohol beeinträchtigt das »Durchschlafen«.

Aufwachen und zu keinem erquickenden Schlaf führt. Bei regelmäßigem Konsum führt das plötzliche Weglassen von Alkohol aber auch zu Schlafstörungen.

Koffein in Kaffee und Tee übt einen starken Reiz auf das Gehirn aus, dabei sind individuelle Empfindlichkeiten allgemein bekannt. Kinder und Schwangere reagieren stärker auf Koffein. Nimmt man Koffein mit Kaffee auf, kommt es zur höchsten Blutspitze nach ca. einer Stunde. Die Zeit, die der Organismus braucht, um die Hälfte des Koffeins wieder abzubauen, beträgt zwischen drei und sieben Stunden. Wer also Kaffee nachmittags oder abends trinkt, muss mit Wirkungen weit in die geplante Nachtruhe hinein rechnen. Wer an regelmäßige hohe Koffein-Dosen gewöhnt ist, muss nach Absetzen mit Entzugserscheinungen rechnen. Diese äußern sich vor allem in Kopfschmerzen, Reizbarkeit und Müdigkeit. Nicht vorhanden sind diese Störungen bei »Ausschleichen« der Gewohnheit.

Koffein ist ebenso in Schwarztee und einigen Kräuterteemischungen enthalten sowie in Schokolade, Cola-Getränken, Süßigkeiten und schließlich auch in etlichen frei verkäuflichen Schmerzmitteln, vor allem »Kopfwehpulvern«.

Nikotin wirkt anregend auf das Gehirn und ist somit grundsätzlich in der Lage, den Schlaf zu beeinflussen. Einige Wirkungen von Nikotin sind nicht klar bekannt. Wohl bekannt dagegen ist, dass abrupter Nikotinentzug zu Schlafstörungen führt. Entzugssymptome können durch Nikotinpflaster vermieden werden.

Alle **Drogen** wie etwa Kokain oder Opium haben zum Teil dramatische Auswirkungen auf den Schlaf. Kokain und Aufputschmittel wie Amphetamin unterdrücken den Schlaf. Kokainkonsumenten ist es möglich, tagelang ohne Schlaf auszukommen: Ist die Drogenwirkung vorüber, kommen Schlafphasen von 24 Stunden und mehr vor. Opium und Heroin verändern alle Schlafqualitäten negativ. Bei chronischem Missbrauch entsteht ein gewisser Gewöhnungseffekt.

Medikamente

Viele Medikamente wirken sich auf den Schlaf aus. Verständlich und bekannt sind die Wirkungen von Schlafmitteln und Beruhigungsmitteln. Weniger bekannt ist die schlafverändernde Wirkung von Mitteln gegen Bluthochdruck (z. B. Betablocker), Juckreiz und Allergie (Antihistaminika) oder solchen gegen Epilepsie. Alle diese Substanzen können Schläfrigkeit am Tag erzeugen und den Nachtschlaf stören. Anregende Mittel wie die schon genannten Amphetamine, aber auch Mittel gegen niedrigen Blutdruck und verschiedene Asthmamedikamente können zu nachhaltigen Störungen der Nachtruhe Anlass geben: Das Einschlafen dauert länger und die Gesamtschlafzeit wird reduziert. Probleme kann es auch tagsüber geben mit Konzentrationsmangel, Gereiztheit und Angst.

Ähnliches ist auch von Mitteln der Chemotherapie zu erwarten und von Schilddrüsenpräparaten in zu hoher Dosierung.

Medikamente als »Schlafstörer«:

- Aufputschmittel (Amphetamine)
- Schmerzmittel mit Koffein
- Kortison
- Asthmamittel
- Schilddrüsenpräparate
- Blutdrucksenker
- Betablocker
- Kalziumantagonisten
- Wassertreibende Mittel
- Blutdruckerhöher
- Mittel gegen Tumoren
- Mittel gegen Depressionen (MAO-Hemmer)

Körperliche Aktivität

Die landläufige Ansicht ist, dass der Schlaf mit zunehmender körperlicher Aktivität immer besser und »tiefer« wird. Ausgedehnte Untersuchungen belegen diese pauschale Ansicht jedoch nicht. Verlängert wird die Gesamtschlafdauer, der REM-Schlaf dagegen fällt durch körperliche Aktivität während des Tages kürzer aus. Gesichert ist auch: Bei depressiven Menschen verbessert »Aktion« tagsüber den Nachtschlaf.

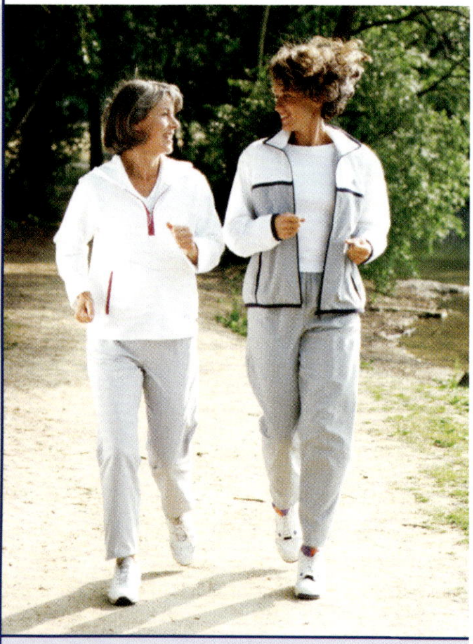

»Aktion« tagsüber beeinflusst den Nachtschlaf.

Schmerz

Alle Arten von Schmerz stören einerseits den Schlaf. Andererseits leiden schlechte Schläfer mehr unter Schmerzen als gute Schläfer.

Alle Auswirkungen der verschiedensten Schmerzarten sind bis heute nicht ganz geklärt.

Krankheiten mit Schmerzen, die sich in der Nacht verstärken:

- Magengeschwür
- Rückenschmerzen
- Ischias
- Depressionen
- »Brennende Füße« (Burning-feet-Syndrom bei Zuckerkrankheit)
- Herzenge (Angina pectoris)
- Spannungskopfschmerz (Zunahme in der REM-Phase)
- Muskelschmerzen (führen zum Aufwachen)
- Gelenkschmerzen (machen EEG-Veränderungen)
- Chronisches Gelenkrheuma

Angst

Ein gestörter Schlaf ist sehr häufig mit erhöhter innerer Spannung und Angstgefühlen verknüpft. Angstzustände führen zu erhöhter Ausschüttung von Stresshormonen (Noradrenalin). Der erhöhte Blutspiegel dieser Hormone verstärkt jede Art von Schlaflosigkeit. Die Folgen einer angstgefärbten inneren Einstellung sind Ein- und Durchschlafstörungen mit verlängerten Wachphasen. Häufig berichten ängstliche Menschen von »Mühlrädern«, die sich ständig im Kopf drehen und sie am Schlafen hindern. Mit Mühlrädern gemeint sind Sorgen, alte und neue Probleme – alle angstunterlegt.

Depression

Der depressive Mensch klagt sehr häufig über Durchschlafstörungen und zu frühes Erwachen vor oder im Morgengrauen. Der Schlaf wird als nicht erholsam geschildert. Die Ursache dafür liegt in einer Veränderung des REM-Schlafes.

Die moderne Vorstellung über die Ursache von Depressionen stellt die Nervenimpulsüberträger, die »Neurotransmitter«, in den Vordergrund. Demgemäß wird die Depression gebessert oder geheilt durch die (meist längerfristige) Einnahme von Substanzen, die den Gehalt der genannten Stoffe im Gehirn erhöhen. Eine besonders wichtige Substanz ist dabei »Serotonin«.

Krankenhausaufenthalt

Ein bedeutender Schlafstörer im Krankenhaus ist der ungewohnte nächtliche Lärm durch Geräte, Personal und Mitpatienten. Ältere Menschen sind bekanntlich empfindlicher gegenüber Lärm als jüngere. Dies auch dann, wenn sie schlechter hören. Mit derselben Lärmquelle werden doppelt so viele 70-Jährige als 20-Jährige aufgeweckt.

Nicht für alle Menschen ist Lärm ein Problem. Studien ergaben, dass 1/5 der Bevölkerung als besonders lärmempfindlich einzustufen ist.

Ein weiterer Schlafstörer ist der Schmerz, welcher besonders nachts als intensiv und bedrohend empfunden wird. Auch Angstzustände vor Operationen und Eingriffen können »die Nacht zum Tag machen«.

Letztlich kann eine Vielzahl körperlicher Probleme – die einen ins Krankenhaus geführt haben – zur Quelle von durchwachten Nächten werden. Zu denken ist an Herz- und Lungenleiden, schmerzhafte Bauchbeschwerden oder Erkrankungen von Wirbelsäule und Gelenken.

In den ersten Nächten nach Operationen kommt es zu einer massiven Änderung der Schlafarchitektur: Tiefschlafphasen werden weniger und der REM-Schlaf fällt überhaupt aus.

Letztlich ist nicht zu vergessen, dass der häufigste Grund für **Schlaflosigkeit im Krankenhaus** der völlig andere – unnatürliche – Lebensrhythmus im Krankenhaus ist:

- sehr frühes Wecken mit »Fiebermessen«,
- langes untätiges Warten im Bett oder auf Untersuchungen,
- langes Nüchternbleiben,
- frühes »Abendessen« schon am Nachmittag und
- eine zu lange Nacht,
- häufig mit Hungergefühl und
- vielen Lärm- und Lichtbelästigungen.

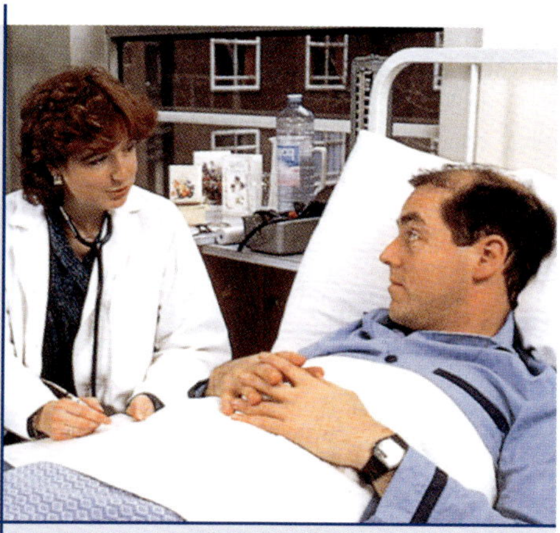

Kaum ein Patient schläft im Krankenhaus wirklich gut.

Schlafen und Älterwerden

Von allen Umständen, die den Schlaf beeinflussen, ist das **Alter** der wichtigste. Mit jedem Jahr des Älterwerdens, wird der Schlaf zerhackter, kürzer und leichter.

Im Vergleich mit jungen Menschen, wechselt der ältere Schlafende häufiger zwischen den Schlafstadien und die Wachphasen dazwischen werden häufiger.

Diesen unterbrochenen Schlaf bezeichnet man auch als »fragmentierten« Schlaf. Schlafunterbrechungen sind bei Männern häufiger als bei Frauen.

Entsprechend dem gehäuften Wachwerden wird die Gesamtschlafdauer kürzer. Am stärksten reduziert sich die Tiefschlafphase. Bei manchen Menschen verschwindet das Stadium IV fast zur Gänze.

Der Schlaf älterer Menschen wird auch »leichter«. Man sieht dies in einer Zunahme der Stadien I (Schläfrigkeit) und II (leichter Schlaf). So ist es erklärlich, dass ältere Menschen auch leichter erweckbar sind als jüngere.

Älterwerden ist mit einer Vielzahl von Funktionsminderungen und Organschwächen verbunden. Zu denken ist an Schmerzen durch abgenützte Gelenke und Bandscheiben, an Atemnot durch Nachlassen von Herz und Lunge, an die

Folgen von Schlaganfall oder Herzinfarkt. Beschwerden im Gefolge solcher Leiden sind oft mit einem erholsamen Schlaf nicht gut vereinbar.

Häufiger wird mit dem Älterwerden auch der Zwang, öfter als einmal in der **Nacht aufzustehen,** um die Toilette aufzusuchen. Zum Problem wird dabei weniger das Aufstehen, als das Nichtwiedereinschlafenkönnen. Ein weiteres Problem, das viele Ältere kennen, ist die Schlafstörung durch Muskelkrämpfe und Atemstörungen.

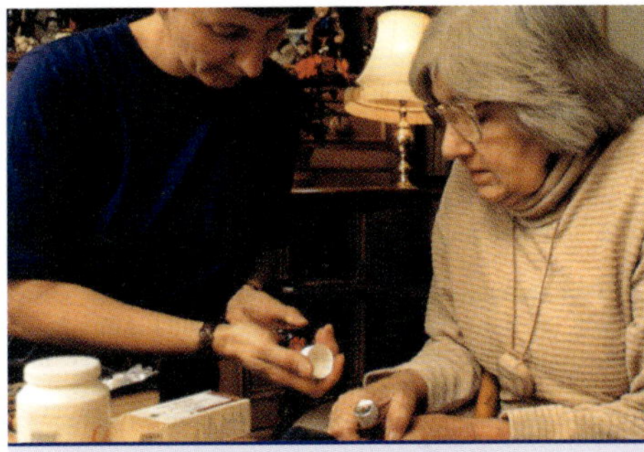

Für viele Menschen wird Schlafen im Alter zum Problem.

Schlafstörer im Alter:

- Altersbedingte Gebrechen
- Blasenstörungen
- Geistiger Abbau
- Depression
- Spitalsaufenthalte
- Soziale Umstände – Einsamkeit, Geldmangel
- Schlechtes Bett

Geistiger Abbau bis hin zur Demenz verursacht eine Störung der Schlafqualität. In bis zu 10 % der Fälle kommt es dabei sogar zu einer Tag-Nacht-Umkehr. Das heißt, Betroffene schlafen tagsüber insgesamt länger als in der Nacht. Menschen mit Demenz brauchen länger, um einzuschlafen und sie wachen nachts häufiger auf. Auch sind die Wachphasen länger und aktiver.

Je stärker der Trend in Richtung Tag-Nacht-Umkehr ist, umso mehr muss man dagegen ankämpfen. Am wichtigsten ist vielfältige Tagesaktivität, um »Schläfchen« tagsüber nach Möglichkeit zu verhindern. Wer am Tag oft und viel schläft, beraubt sich weitgehend des sinnvolleren Nachtschlafes. Für Betreuungspersonen kann die Tag-Nacht-Umkehr zu einem nicht bewältigbaren Problem werden. Dies besonders dann, wenn Patienten beginnen, in der Nacht herumzulaufen, sich in Zimmern verirren oder in andere Betten legen. Bis zu einem gewissen Grad der Demenz nützen alle Tipps wie unter Schlafhygiene erwähnt.

Depressionen im Alter sind häufig. Schlaflosigkeit ist ein häufiges Symptom einer Depression. Dies bedeutet aber noch lange nicht, dass jede Schlafstörung die Folge einer zugrunde liegenden Depression ist. Schlafstörungen aus anderen Gründen oder ohne bekannten Grund sind im Alter wesentlich häufiger als Schlafstörungen infolge einer Depression.

Typisch für die depressionsbedingte Schlafstörung:

- der zerhackte Schlaf,
- vorzeitiges Erwachen und nicht wieder einschlafen können.

Das Ausmaß der Depression lässt sich meist an der Schwere der Schlafstörung ablesen. Wichtig ist, vorrangig die Depression zu bekämpfen. Mit dem Rückgang der depressiven Stimmung verschwindet auch die Schlafstörung.

Nicht jede Schlaflosigkeit hat als Ursache eine Depression.

Sehr oft aber ist Schlaflosigkeit das wichtigste – und nicht selten – einzige Symptom einer Depression.

Spitalsaufenthalte sind für ältere Menschen sehr oft der Beginn einer Schlafstörung. Die ungewohnte Umgebung, die ständige Geräuschkulisse, die Anwesenheit fremder Menschen, Angst, Einsamkeit, Schmerzen in Verbindung mit der geringeren Anpassungsfähigkeit des Älteren können ein schwer wiegendes Schlafproblem aufbauen. Der Griff zur Pille ist da oft sehr rasch getan – mit meist unangenehmen Folgen: Tagesschläfrigkeit und verminderter Schlafneigung in der Nacht, womit der Teufelskreis schon geschlossen ist. Eine Rolle spielt auch das langweilige Dasein im Spital mit viel »Warten«, Ausharren im Bett und zu geringer Ermüdung durch fehlende körperliche Aktivität. Der Ältere ist in seinen Schlafgewohnheiten auch durch die **Umstände seines sozialen Lebens** beeinträchtigt. Zu denken ist an Geldnöte, die Folgen der Pensionierung und der teilweise Rückzug aus dem öffentlichen Leben. Auch Einsamkeit, Angst, Behinderung oder ungünstige Wohnverhältnisse können zu Schlafstörern werden.

Nicht zu selten liegt die Schlafstörung auch nur in einem zwar seit Jahrzehnten gewohnten, aber schlechten Bett begründet: Der durch Krankheit und Abnützung veränderte Körper kommt mit dem ehemals »guten« Bett einfach nicht mehr zurecht. Oder: Das einst gute Stück ist einfach durchgelegen.

Schwangerschaft und Schlaf

Die Qualität des Schlafes selbst ist im ersten Drittel der Schwangerschaft am schlechtesten. Ursächlich dafür verantwortlich sind »Schlechtsein« und Sodbrennen. Ein- und Durchschlafstörungen sind häufig 3-4 Wochen vor der Geburt. Gründe dafür sind der große Bauch, Kindsbewegungen, wiederholter nächtlicher Harndrang und Albträume. Auffällig schlecht ist der Schlaf in den letzten sieben Tagen vor der Entbindung. Ziemlich bald nach der Geburt normalisiert sich das Einschlafen. Durchschlafen hingegen kann weiter ein Problem bleiben. Üblicherweise werden schwangerschaftsbedingte Schlafstörungen mit der Zahl der Schwangerschaften seltener.

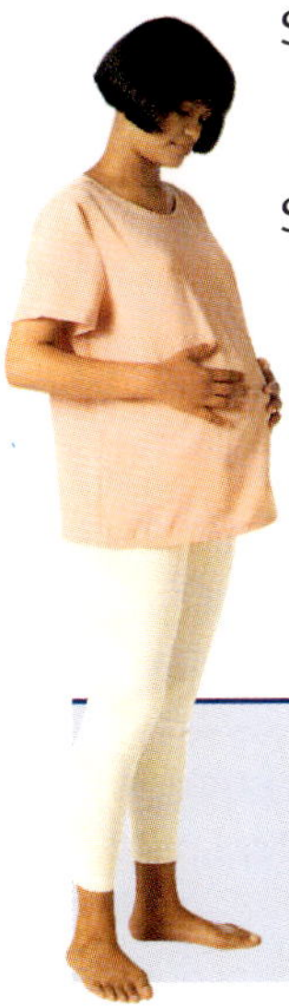

Schlafstörungen im Wochenbett können mehrere Gründe haben. In Frage kommen Schmerzen nach operativen Eingriffen (Dammschnitt), Folgen hormoneller Veränderungen und psychische Störungen bis hin zur Depression sowie die Mühen der Säuglingspflege (Stillen usw.).

Während einer Schwangerschaft verändert sich die Schlafqualität.

Kinder und Schlaf

Neugeborene schlafen innerhalb von 24 Stunden bis zu 16 Stunden und mehr. Mit dem Älterwerden der Säuglinge vermindert sich der bisher überwiegende REM-Schlaf und verlagert sich in die letzten Stunden der Nacht. Ein Tag-Nacht-Rhythmus stellt sich erst zwischen dem 3. und 6. Lebensmonat ein.

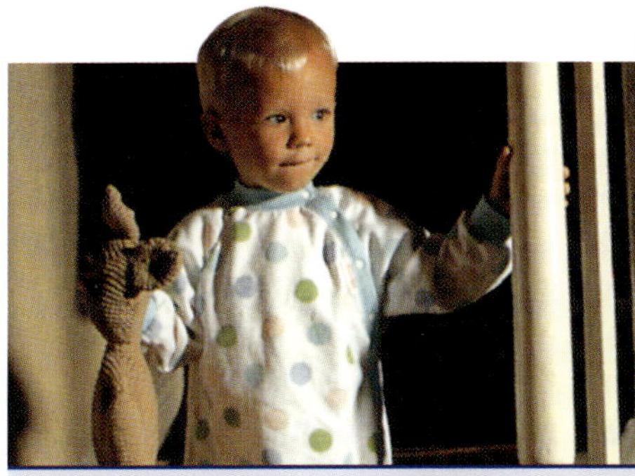

Häufiges nächtliches Aufwachen gehört bei Kleinkindern »dazu«.

Schlafstörungen bei **kleinen Kindern** sind eher selten. Häufiger dagegen sind die falschen Erwartungen, die Eltern an den Schlaf ihrer Sprösslinge stellen. Ein mehrmaliges Aufwachen nachts ist nämlich auch bei Kindern nicht ungewöhnlich. Zwischen dem **6. und 12. Lebensjahr** vermindert sich die Schlafdauer um 1 bis 2 Stunden. Das Schlafstadium nimmt dabei laufend zu, jedoch nach der Pubertät wieder ab.

Schlafstörung und Schichtarbeit

Viele Menschen arbeiten in der Nacht, die meisten von diesen wechseln in mehr oder weniger regelmäßigen Abständen von der Nacht- zur Tagesarbeit und umgekehrt. Ein Teil dieser Menschen klagt über Schlafstörungen, der andere Teil nicht.

Unser Organismus ist gewohnt, in Rhythmen zu funktionieren. Bis sich ein Rhythmus eingespielt hat, dauert es üblicherweise Wochen. Verschiedene Menschen sind jedoch in der Lage, sich einem geänderten Tag-Nacht-Verhalten rascher anzupassen, anderen gelingt dies schwerer oder auch nach Wochen gar nicht.

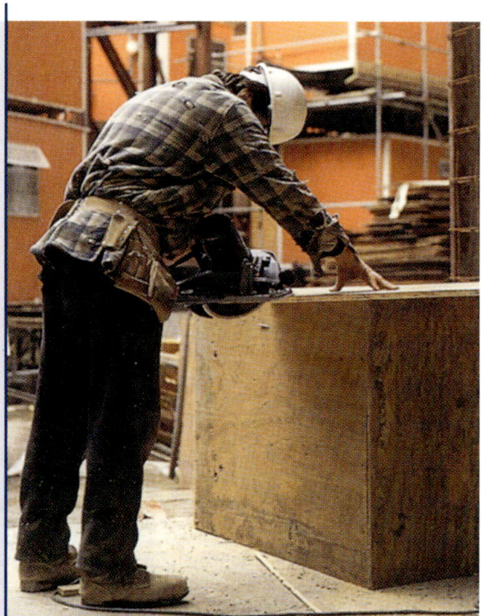

Schicht- und Nachtarbeit passen schlecht zu »gutem Schlaf«.

Menschen, die in der Nacht arbeiten und am Tag schlafen müssen, bekommen dann Schlafprobleme, wenn sie ihren Rhythmus nicht ausreichend schnell umstellen können. Für die meisten Menschen besteht ein interessanter Zusammenhang: Die Dauer des Schlafes und die Geschwindigkeit mit der man einschläft ist dann optimal, wenn man zwischen 22 Uhr und 2 Uhr nachts einschläft. Eine weitere Voraussetzung ist eine Schlafdauer von etwa 6 – 7 Stunden. Kürzere Schlafzeiten durch mehrere Tage hintereinander bewirken bei den meisten Menschen Müdigkeit, Reizbarkeit und verminderte Stressbelastbarkeit.

Menschen, die dauernd und nur Nachtarbeit verrichten, fühlen sich gesünder und ausgeglichener als solche, bei denen der Tag-Nacht-Rhythmus ständig gewechselt wird.

Die Schlafstörung durch Nachtarbeit kann auch Auswirkungen auf die Organgesundheit haben. Häufig sind Verdauungsstörungen mit Gastritis, Geschwür, Reizdarm, Verstopfung oder Durchfallneigung. Herzrhythmusstörungen sind ebenso nicht selten, das selbe gilt für das Auftreten von Depressionen. Diese haben nicht nur die Schlafstörung als solche zur Ursache, vielmehr ist auch die Verminderung sozialer Kontakte eine Quelle zunehmenden Unbehagens. Zum schwer wiegenden Problem wird Nachtarbeit, wenn bestimmte Krankheiten wiederholt auftreten oder zum Dauerzustand werden.

Demgemäß sollte auf **Nachtarbeit verzichtet** werden bei

- Magengeschwüren
- Zuckerkrankheit
- Epilepsie und anderen Anfallsleiden
- Chronischen Herzleiden
- Depression und Nervenstörungen mit Suizidgedanken

Schlafmittel können für den Schichtarbeiter im Einzelfall hilfreich sein, im Allgemeinen sollte der Griff zum Schlafmittel aber unterbleiben. Das Hormon **Melatonin** hat gewisse Vorteile bei der Bekämpfung des so genannten Jetlags nach langen Flügen. Eine generelle Empfehlung dafür kann aber mangels gesicherter Untersuchungen bei Schichtarbeitern nicht abgegeben werden. Die Datenlage bei den Wirkungen von Melatonin ist zu »dünn«, um es als Einschlafhilfe zu empfehlen.

Sofern dies durchführbar ist, wäre ein »Gleiten« von der Tag- zur Nachtarbeit günstiger. Das heißt, es ist für den Körper einfacher, länger als sonst wach bleiben, als zu versuchen, vor der gewohnten Schlafenszeit zu Bett zu gehen.

Was der Nachtarbeiter tun kann, um besser zu schlafen:

- »Nachschlafen« ist besser als »Vorschlafen«. Es ist günstiger, nach der Nachtschicht sofort zu schlafen oder beispielsweise unmittelbar nach dem Mittagessen.
- Zum Schlafen sollte der Raum abgedunkelt werden.
- Für Ruhe sorgen Ohrstöpsel und ein ausgestecktes Telefon.
- Vorsicht mit Alkohol, er mindert das Durchschlafen.
- Frisch gekochte Mahlzeiten sind abgepackten Fertigjausen oder fetten Snacks in jedem Fall vorzuziehen.
- Wichtig ist eine geordnete Tageseinteilung, in der Freiluftsport nicht fehlen sollte.
- Nach Möglichkeit sollte eine gewisse Tagesroutine in derselben Reihenfolge beibehalten werden.

Schlafhygiene

Alle Maßnahmen zur Verbesserung und Normalisierung des Schlafes bezeichnet man als Schlafhygiene. Sehr wenig kann dabei schon sehr viel nützen.

Ein bis zwei Tassen Kaffee weniger, ein Nachmittags-Nickerchen weniger können zu einem bedeutend besseren Schlaf führen. Wer sich um Schlafhygiene bemüht, muss Störfaktoren für den Schlaf eliminieren oder verkleinern. Hat ein im Schlaf gestörter Mensch das dafür verantwortliche Problem erkannt, sollte alles getan werden, dieses Problem aus der Welt zu schaffen. Das ist dann die einzig sinnvolle Vorbeugung.

Dennoch kann es im Einzelfall notwendig werden, auch psychologische Beratung und/oder Medikamente einzusetzen.

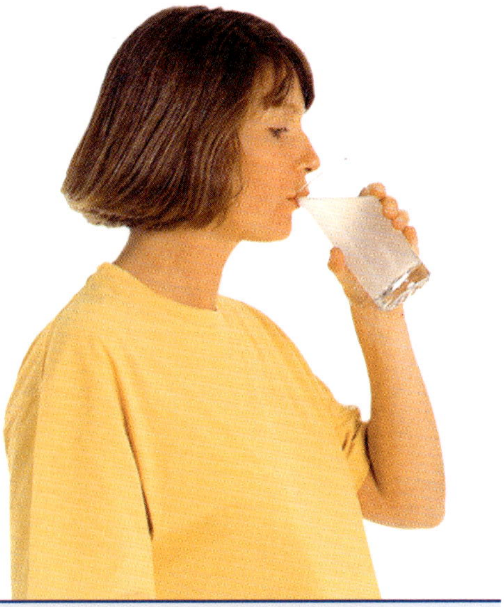

Wer den »Schlummertrunk« gewohnt ist, sollte ihn beibehalten.

Essen und Trinken

Viele Menschen trinken etwas vor dem Schlafengehen – aus Gewohnheit, Lust oder Bedürfnis. Zum Problem kann dies werden, wenn das gehäufte nächtliche Wasserlassen zu einem Schlafstörer wird. Auch ist daran zu denken, dass Getränke mit Koffein nicht nur Ein- und Durchschlafen behindern können, sondern zusätzlich auch harntreibend sind. Ähnlich verhält es sich mit Alkohol, dessen Wirkung als »Schlummertrunk« weit überschätzt wird.

Koffeinhältige Getränke bei Schlafstörungen meiden:

- Kaffee
- Kakao
- Tee
- Viele nichtalkoholische Getränke

Schlaf und Körpergewicht

Rasche und drastische Gewichtsabnahmen verkürzen den Schlaf und verursachen frühes Erwachen am Morgen. Gewichtsverlust an sich kann zu einer Verkürzung der Gesamtschlafdauer führen.

Beträchtliches Übergewicht fördert das Einschlafen, verkürzt aber die Tiefschlafphasen.

Körperliche Aktivität und Sport

Durchschnittliche körperliche Aktivität in Form von Alltagsarbeit führt zu keiner Änderung der Schlafqualitäten. Nur Spitzensportler zeigen eine Zunahme des Tiefschlafes.

Körperliche Aktivität durch gefühlsmäßig angenehm erlebte Tätigkeiten wie etwa Sport erhöht meist die innere Ausgeglichenheit und führt zu wohliger Müdigkeit und Zufriedenheit. Auf dieser Basis angestellte Untersuchungen zeigten eine Verbesserung der Einschlafgeschwindigkeit und eine Zunahme der Tiefschlafphasen.

Insgesamt ist gesichert, dass geistige und körperliche Aktivitäten – unabhängig von der erlebten Anstrengung – in der Mehrzahl zu einer besseren Schlafqualität führen.

Medikamente

Alle Medikamente können prinzipiell eine Änderung der Schlafqualitäten herbeiführen, auch solche, von denen es der Konsument nicht erwartet. Beim Problem »Schlafstörung« sollte daher der Medikamentenkonsum ganz besonders genau beachtet werden.

Schlafpartner

Gesichert ist, dass die Anwesenheit eines sympathischen Schlafpartners den Schlaf verbessert und die Anwesenheit eines

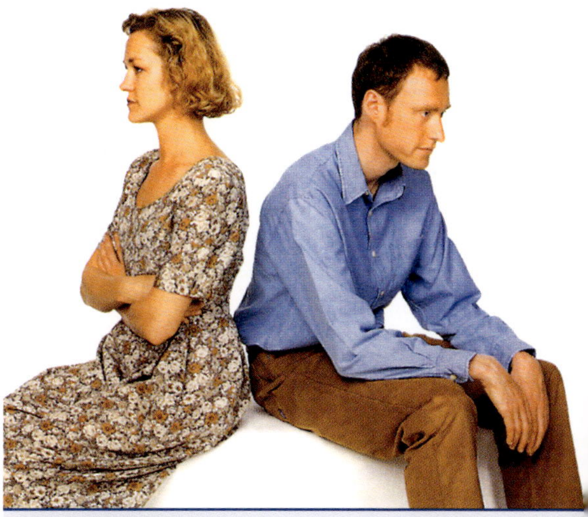

Bei Schlafproblemen durch Beziehungskonflikte: Allein schlafen!

weniger sympathischen Schlafpartners besonders das Einschlafen stören kann. Ähnlich verhält es sich bei Beziehungskonflikten mit dem Schlafpartner.

In solchen Fällen erscheint das zumindest vorübergehende Alleinschlafen als die bessere Alternative.

Schlafstelle

Mit zunehmendem Alter nimmt zwar das Hörvermögen ab, die gehörbedingte Aufwachschwelle sinkt allerdings auch. Das heißt, der ältere Schläfer wacht schon bei geringerem Lärmeinfluss auf als der jüngere. Abhilfe schaffen kann eine Verlegung der Schlafstatt in ein ruhigeres Zimmer. Zu denken ist auch an die Temperatur im Schlafzimmer: Nicht zu warm, nicht zu frostig soll es sein.

Ein bequemes Bett ist immer eine gute Grundlage. Bettwäsche, Betteinsatz und Matratze sollten in entsprechenden Abständen gewechselt werden. Soll das Bett für den jüngeren Menschen eher »hart« sein, weiß man, dass der ältere Schläfer ein »weiches« Bett eher vorzieht.

Bei allen Maßnahmen zur Verbesserung der Schlafhygiene ist wichtig, daran zu denken, dass

- es meistens gelingt, die Schlafqualität zu verbessern,
- es meistens nicht gelingt, die Schlafstörung an sich rasch und »für immer« zu heilen,
- die getroffenen Maßnahmen auf längere Sicht durchzuhalten sind; ein bis zwei Wochen sind zu kurz, um von Erfolg oder Misserfolg zu sprechen,
- zu hohe Erwartungen ein sicherer Schlüssel zum Misserfolg sind,
- optimale statt ideale Veränderungen akzeptiert werden müssen,
- zu viele Kompromisse eher nicht zum Erfolg führen,
- Schlafmittel ein rein passives Instrument sind und eigentlich keine Anforderungen an den Schlafgestörten stellen,
- schlechte Schläfer schwer davon zu überzeugen sind, dass man lebenslange Gewohnheiten auch ändern kann.

Der schlechte Schläfer muss sich bewusst werden, dass sich die Empfindlichkeit gegenüber typischen Schlafstörern wie Koffein, Alkohol, Lärm, unregelmäßige Zeiten mit dem Alter und der Änderung persönlicher Umstände (Berufswechsel, Pensionierung) auch ändern kann. Ein Lebensstil den man mit »Raubbau« bezeichnet, ist mit einer normalen Schlafhygiene ab dem 40. Lebensjahr nur sehr schwer vereinbar.

Leitsätze zur Verbesserung der Schlafhygiene

1. **Die Erwartungen** an einen völlig normalen Schlaf nicht zu hoch ansetzen.

2. **Schlechter Schlaf** steht oft in Verbindung mit einem zerhackten und unregelmäßigen 24-Stunden-Rhythmus. Mahlzeiten, körperliche und geistige Aktivität, das Zubettgehen, das Aufstehen und Mittagsschläfchen sollen zueinander in einem geordneten Verhältnis stehen. Schichtarbeiter sind diesbezüglich in einem sicherlich schwer wiegenden Nachteil.

3. **Wer die Schlafumgebung** (Zimmer, Bett, Licht usw.) verbessert, schafft günstige Voraussetzungen für eine Verbesserung des Schlafes.

4. **Die Beziehung Alkohol / Koffein** muss überdacht werden. Koffein verzögert das Einschlafen, Alkohol verschlechtert den letzten Schlafabschnitt. Alkohol als Einschlafhilfe meiden!

5. **Routine** und ein »Niederfahren« des Tagesgeschäftes sind gute Helfer für einen guten Schlaf: Radio und Fernseher abschalten, einen Tee trinken oder auch ein Gebet sprechen – dies regelmäßig.

6. **Rasche Gewichtsabnahmen** stören die Schlafqualität und sollten vermieden werden.

7. **Gewohnheiten,** von denen man weiß, dass sie den Schlaf fördern, sollten beibehalten werden: Milch oder Tee trinken vor dem Zubettgehen, auch eine kleine Mahlzeit essen, sollte man nicht aufgeben, wenn man danach besser schläft. Für den, der dies gewohnheitsmäßig nicht tut, kann eine »Vorschlafmahlzeit« aber zu einem Störfaktor werden.

8. **Schläfchen tagsüber** nur aus Langeweile sind starke Schlafstörer. Bringt das Schläfchen jedoch Erholung und Erfrischung tagsüber, ist dagegen nichts einzuwenden.

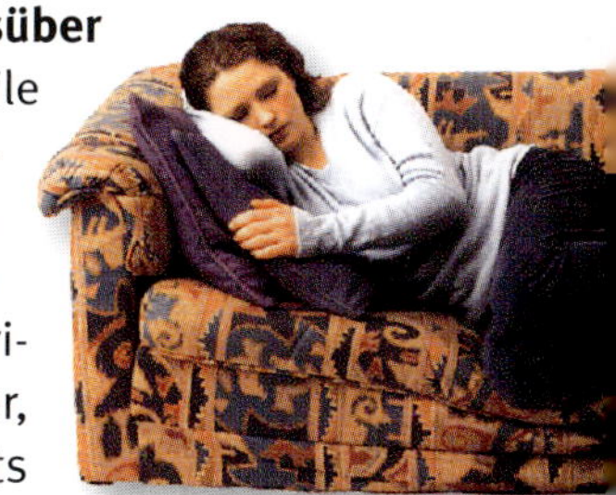

9. **Körperliche Arbeit** oder Sport kurz vor dem Zubettgehen stört besonders das Einschlafen, weil sie im Gehirn eine Art Weckreaktion auslösen. Anders ist es mit Sex, der zumindest das Einschlafen meist fördert.

10. **Jede Medikamenteneinnahme** vor dem Zubettgehen muss kritisch hinterfragt werden. Viele Mittel können die Schlafqualität schwer beeinträchtigen. Betablocker können zu Albträumen führen, wassertreibende Mittel können Muskelkrämpfe auslösen und den Schläfer durch Harndrang mehrmals aufwecken.

Die goldene »Achter-Regel« zum Besserschlafen

1. Gehen Sie jeden Tag zur gleichen Zeit ins Bett!
2. Gehen Sie nur mit der Absicht zu schlafen ins Bett und nur dann, wenn Sie »schlafmüde« sind.
3. Wenn Sie nach 25 Minuten immer noch nicht eingeschlafen sind, machen Sie keine weiteren Anstalten, einzuschlafen. Stehen Sie vielmehr auf und gehen Sie irgendeiner ruhigen körperlichen oder geistigen Beschäftigung nach: Bücher oder Photoalbum ordnen, Lesen und Ähnliches.
4. Achten Sie darauf, dass Ihr Schlafzimmer nur einer einzigen Bestimmung dient, nämlich dort zu schlafen. Essen, rauchen, Radio hören oder Fernsehen haben im Schlafzimmer nichts zu suchen. Die im Schlafzimmer einzig erlaubte körperliche Tätigkeit ist Sex.
5. Wenn sich der Schlaf nach dem Wiederzubettgehen noch immer nicht einstellt, macht man einen neuen Versuch und beginnt wieder mit Punkt 3.
6. Es ist sinnvoll, immer zur gleichen Zeit aufzustehen. Stehen Sie mit dem Weckerläuten sofort auf, vermeiden Sie einen »Nachschlaf«, auch dann, wenn Müdigkeit an ein Weiterschlafen denken lässt.
7. »Der gute Schlaf beginnt mit dem Aufstehen«.
8. Schlafpausen während des Tages vermeiden. Von Übel ist der halbsitzende »Fernsehschlaf« vor dem Zubettgehen.

Alle Regeln und Leitsätze gelten dann nicht, wenn bestimmte Tätigkeiten vor dem Schlafengehen erfahrungsgemäß sehr wohl zur Verbesserung des Schlafes dienen. Wer etwa gewohnt ist, im Bett vor dem Einschlafen zu lesen, sollte diese Gewohnheit beibehalten. Auch wenn Radiohören oder Fernsehen zur Verbesserung des Schlafes führen, braucht man diese Gewohnheit nicht zu ändern.

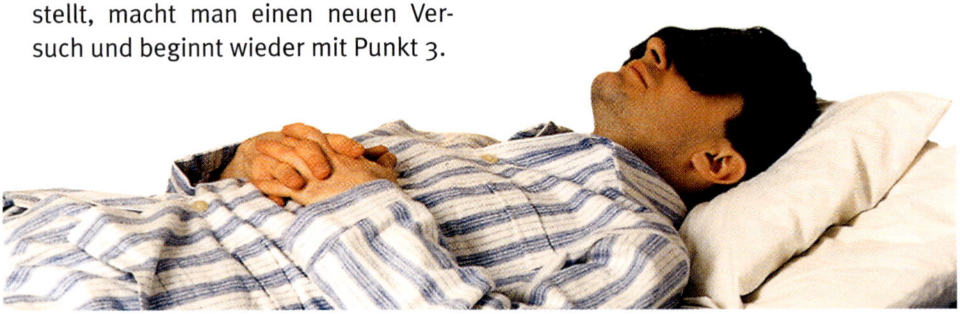

Hilfsmittel zur Entspannung vor dem Schlafen

Entspannungsmaßnahmen gehen davon aus, dass schlafgestörte Menschen in einem zu hohen »Wachzustand« sind.

Progressives Entspannungstraining nach Jacobson

Die Methode ruht auf zwei Säulen:

- Entspannung der Muskeln
- Beeinflussung des Bewusstseins in Richtung Entspannung.

Technik: Man sitzt oder liegt in einer ruhigen und bequemen Position. Spezielle Muskelgruppen werden angespannt, danach wird die Spannung wieder losgelassen. Als Folge davon werden jene Körperteile, die durch diese Muskeln bewegt werden, schlaff und »schwer«. Für den Wechsel von Spannung und Entspannung vergehen ca. 50 Sekunden, dabei werden etwa sieben Sekunden für die Anspannung und ca. 45 Sekunden für die Entspannung gerechnet. Pulszahl und Blutdruck sinken dadurch. Die progressive Entspannungstechnik führt zu einer Verkürzung der Einschlafzeit. Und: Die in unserem Kopf ständig kreisenden Gedanken, Sorgen und Ängste werden kleiner, unwichtiger.

Beispiel für die Jakobson-Technik:

1. Führungshand (Rechtshänder rechts, Linkshänder links): Faust machen, Handgelenk auf Sessel drücken
2. Führungsoberarm: Ellbogen nach unten drücken, die Hand bleibt entspannt
3. Nichtführungshand/Unterarm
4. Nichtführungshand/Oberarm
5. Stirn, obere Wange und Nase (Augenbrauen runzeln, Wangen anspannen, Nase in Falten ziehen)
6. Untere Wange und Kinn (Zähne fletschen, die Mundwinkel zurückziehen)
7. Nacken und Hals (Kinn in Richtung Brustkorb nach unten drücken und den Kopf gegen den Stuhl pressen)
8. Brust, Schultern und oberer Rückenbereich (Schultern nach hinten ziehen)
9. Bauch (die Bauchmuskeln anspannen)
10. Führungsoberschenkel (die Kniebeuger und -strecker zusammen anziehen)
11. Führungsunterschenkel (die Fußspitze nach oben in Richtung Gesicht strecken)
12. Führungsfuß (die Fußspitze nach unten strecken)
13. Nichtführungsoberschenkel
14. Nichtführungsunterschenkel
15. Nichtführungsfuß

Autogenes Training

Die Jacobson-Technik richtet sich in erster Linie auf den Körper. Das autogene Training dagegen ist vorrangig eine **geistige Übung,** bei der durch ständig zu wiederholende Selbstsuggestion in einem bestimmten Körperteil eine Art körperlicher Schwere erzeugt werden soll. Diese Schwere wechselt im selben Körperteil mit dem Gefühl der Wärme ab. Autogenes Training und Hypnose mit dem Ziel einer tiefen Entspannung sind sich sehr ähnlich. Autogenes Training funktioniert am besten in »ruhiger« Umgebung. Das Zimmer soll frei von Lärm, das Licht gedämpft sein. Vor Beginn des autogenen Trainings soll man sich um eine gewisse »Vorentspannung« und »Sorglosigkeit« bemühen.

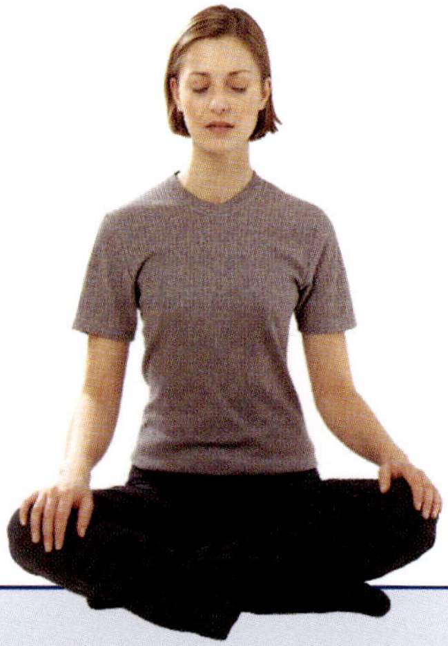

Autogenes Training und Yoga (hier) sind zur Rhythmisierung des Schlafes und zur Schlafeinleitung gut geeignet.

Zur Technik werden folgende Aussagen wiederholt:

- Schwere in Armen und Beinen
- Wärme in Armen und Beinen
- Ruhiger und regelmäßiger Herzschlag
- Ruhige Atmung
- Wärme am Solarplexus
- Kühle auf der Stirn

Jede Übung dauert 20 bis 40 Sekunden. Günstig sind Trainingsphasen von 20 bis 30 Minuten am Tag. Eine weitere soll vor dem Zubettgehen folgen.

Der Übende konzentriert sich auf die angesprochenen Arme und Beine, wenn er die Sätze wiederholt. Wichtig ist die Kontrolle des Trainings.

Es existieren mehrere Abänderungen der gesprochenen Sätze. Häufig werden diese Sätze in der Ich-Form formuliert wie etwa: »Ich bin entspannt«. Die gleichzeitige Führung eines Schlaftagebuches bewährt sich in den meisten Fällen.

»Gedanken«-Behandlung

Diese Art von Behandlung, auch **»kognitive Therapie«** genannt, geht von einer bestimmten, mehrfach bewiesenen Vorstellung aus: Die Denkweise eines Menschen im Hinblick auf eine bestimmte Situation bestimmt darüber, wie er sich nach dieser Situation fühlt und bestimmt auch darüber, wie er in der Folge handeln wird.

Menschen entwickeln als Reaktion auf bestimmte Ereignisse typische Denkmuster. In der »Gedanken-Behandlung« werden solche typischen Denkmuster als Schema bezeichnet. Ein Schema hilft uns, eine Erfahrung zu bewerten.

Nicht selten allerdings werden Gedanken verzerrt und führen zu einer negativen Sicht. Verzerrte Gedanken können mit »Gefahr« und »Angst« unterlegt werden, woraus Angstgefühle resultieren. Ähnlich verhält es sich mit der Entstehung von depressiven Gefühlen.

Die Wissenschaft meint, dass krankhafte Angst und Depression in solchen Gedankenverzerrungen zu suchen sind.

Wissenschaftlich gesichert erscheint die Annahme, dass solche Verzerrungen zum Teil automatisch auftreten. Dabei passiert diese Entstehung so schnell, dass wir gar keine Zeit mehr haben, einen positiven Gegengedanken zu entwickeln.

Beispiele für häufige Verzerrungen:

Verallgemeinerung:
Sehr eng gefasste Hinweise, beispielsweise nach einem Streit führen zur Auffassung: »Jeder hasst mich«.

Willkürliche Schlussfolgerung:
»Ich bin immer unpünktlich« – nur weil man einmal zu spät gekommen ist.

Willkürliche Einengung:
Fixierung auf einen kleinen Teil eines großen Ganzen.

Übertreiben und Untertreiben:
Bestimmte Erfahrungen und Erlebnisse werden maßlos überschätzt oder unterschätzt.

Persönlich nehmen:
Etwas ohne Anlass und realistische Begründung auf sich alleine beziehen.

Zweigeteiltes Denken:
In den menschlichen Beziehungen nur die zwei am weitesten auseinander liegenden Pole einnehmen. »Alles-oder-Nichts-Sicht«. Also: »Ich bin der wichtigste/der unwichtigste Mensch«.

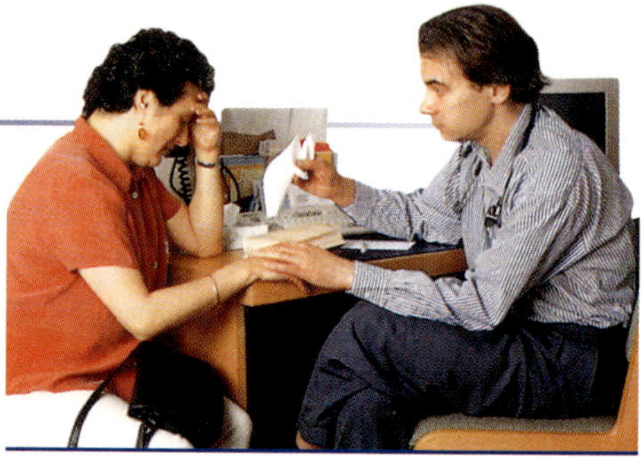

Behanglungsansätze in der kognitiven Therapie

Für eine erfolgreiche kognitive Therapie ist zwischen Patient und Therapeuten eine vertrauensvolle Beziehung ganz wichtig.
Der Patient bekommt auch eine Reihe von Hausaufgaben und es sind laufende Kontrollen notwendig.

Vorbeugung: Die Gedanken und Sorgen vor dem Einschlafen sollen in einen früheren Zeitpunkt des Tages gelegt werden. Einrichtung einer täglichen »Kummerstunde«, in der Sorgen, Ängste und Probleme besprochen und »klein geredet« werden sollen. Man könnte auch von einer vorbeugenden »Sorgen-Kontrolle« sprechen. Der schlafgestörte Mensch wird dabei auch dazu ermuntert, seine Sicht zu den aufgeworfenen Themen zu entwickeln und zu bearbeiten. Stören dann die genannten Probleme beim Einschlafen, sollte man sich daran erinnern, dass diese ohnehin schon »in Bearbeitung« sind.

Schlaferziehung: Die Herstellung einer schlaffördernden Umgebung (siehe Seite 36) kann mithelfen, einen übermäßigen, schlafstörenden »Gedankensalat« zu verhindern oder zu mildern. Gesellt sich zur Schlafstörung die Angst vor den Folgen eines ungenügenden Schlafes dazu, kommt man ohne kognitive Therapie nicht aus.

Ablenkung: Am längsten bekannt als Maßnahme zur Gedankenblockierung oder -ablenkung ist das »Schäfchenzählen«. Andere Möglichkeiten, das »Mühlrad« im Kopf anzuhalten, ist das Vormurmeln von magischen Formeln, so genannten »Mantras«. Auch besteht die Möglichkeit, gewisse Wörter wie etwa »der« oder »um« ständig zu wiederholen. Eine andere Variante ist die Vorstellung angenehmer Szenen, etwa von Urlaubserlebnissen oder Begebenheiten aus der Kindheit. Zur Ablenkung dient auch die progressive Muskelentspannung.

Gedankenumbau: Gedanken werden hier nicht abgelenkt oder blockiert. Man stellt sich den Gedanken, hinterfragt sie und versucht, diese durch sachliche Denkvorgänge zu ersetzen. Besonders für diese Technik ist die Hilfe eines erfahrenen Therapeuten erforderlich.

Wachaufruf: Ängste in der Einschlafphase können neue Ängste produzieren und zu einem höheren Wachheitszustand führen. Bei dieser Art von schlafstörenden Ängsten wird der Schlaflose aufgefordert, wach zu bleiben. Die Methode funktioniert, aber nicht bei allen Menschen.

Schlafen und Schlafmittel

Schlafmittel oder »Hypnotika« wirken schlaffördernd. Die meisten Mittel wirken auch angstlindernd. Schlafmittel und Beruhigungsmittel (»Tranquilizer«) sind sich äußerst ähnlich und stammen heutzutage im Wesentlichen von einer einzigen Grundsubstanz ab. Werden Schlafmittel sehr niedrig dosiert, wirken sie als Beruhigungsmittel. Werden Beruhigungsmittel etwas höher dosiert, wirken sie demnach als Schlafmittel.

Das älteste bekannte Schlafmittel ist der Extrakt aus dem Schlafmohn. Nachteilig bei der Mohnwirkung neben der Suchtgefahr ist, dass auch die Atmung beeinträchtigt wird. Die noch aus alten Filmen bekannten »Barbiturate« werden heutzutage praktisch nicht mehr verwendet.

Schlaf- und Beruhigungsmittel der heutigen Zeit haben als Stammsubstanz die Gruppe der **»Benzodiazepine«.** Die ersten diesbezüglichen Mittel waren Librium, Valium und Mogadon.

Die Probleme der Abhängigkeit haben in den letzten Jahren zu gewissen Einschränkungen ihrer Verordnung geführt.

Aus der Benzodiazepingruppe neu entwickelte Substanzen wie Zopiclon und Zolpidem haben ein günstigeres Wirkprofil und haben dadurch ältere Substanzen (wie etwa Rohypnol) weitgehend verdrängt.

Bei allen Schlafmitteln, sowohl bei den älteren wie auch bei den neueren, kann sich auch bei kurzfristiger Einnahme eine **»Toleranz«** entwickeln. Toleranz bedeutet, dass für dieselbe schlaffördernde Wirkung eine immer höhere Dosis vonnöten ist.

Ein wirksames Schlafmittel verkürzt die Einschlafzeit, verringert die Wachphasen und erhöht damit die Gesamtschlafzeit. Entscheidend für die Qualität eines Schlafmittels ist immer die persönliche Zufriedenheit mit dem Schlaf.

Wirkt ein Schlafmittel länger als eigentlich gewünscht, ist dies eine **Nebenwirkung.** Ersichtlich ist dies etwa an Schläfrigkeit, die bis in den nächsten Tag hinein reicht. Für Arzt und Patient ist daher die Kenntnis sehr wichtig, wie lange ein Schlafmittel wirkt.

Am stärksten abhängig ist die Wirkdauer von Art, Ausmaß und Geschwindigkeit der Verstoffwechselung sowie der Ausscheidungsrate des Mittels im Körper.

Als Maß für diese Umstände wird die »Halbwertszeit« einer Substanz genommen: Die Halbwertszeit ist jene Zeit, nach der die Hälfte der eingenommenen Substanz verstoffwechselt und ausgeschieden wird und dem Organismus nicht mehr zur Verfügung steht. Demgemäß unterscheidet man Mittel mit kurzer, mittlerer und langer Halbwertszeit.

Beeinflusst wird das Geschehen auch noch vom **Alter** des Anwenders. Die Eliminierung und Ausscheidung eingenommener Medikamente nimmt mit dem Alter ab, sodass bei älteren Mensch besondere Vorsicht bei der Auswahl und Dosierung von Schlafmitteln geboten ist.

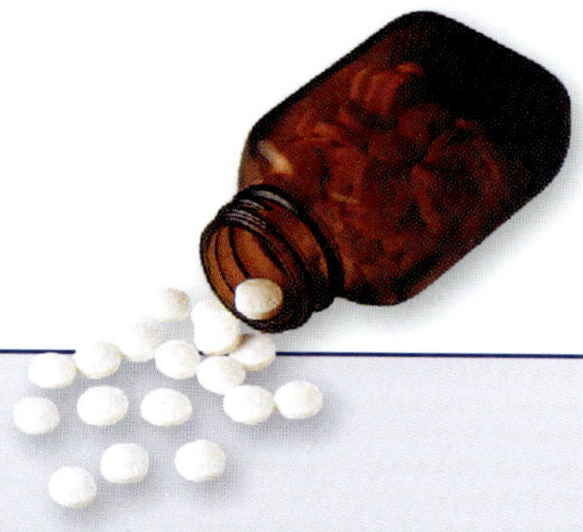

Jedes Schlafmittel hat seinen eigenen »Charakter«.

Kurze Halbwertszeit	
Ivadal, Mondeal, Zoldem, Zolpidem	2 Std.
Dormicum, Midazolam	2 – 7 Std.
Halcion	3 Std.
Somnal	5 Std.
Mittlere Halbwertszeit	
Adumbran, Anxiolit, Praxiten	12 Std.
Merlit, Temesta, Somnium	12 – 20 Std.
Noctamid	13 – 14 Std.
Lange Halbwertszeit	
Guttanotte, Rohypnol, Somnubene	20 – 40 Std.
Mogadon	20 – 40 Std.
Gewacalm, Psychopax, Umbrium, Valium	24 – 100 Std.

Halbwertszeit von Schlafmitteln

Bei allen Medikamenten ist der »internationale Freiname« angegeben, z.B. Diazepam für das Handelspräparat »Valium«.

Mit Handelspräparat ist der Name gemeint, unter dem das Mittel in der Apotheke ausgegeben wird.

Ein Problem mancher Substanzen ist, dass sie zwar verstoffwechselt und in andere Substanzen verwandelt werden, diese Substanzen aber selbst dieselben oder ähnliche Wirkungen haben. Bei der Bewertung eines Schlafmittels richtet man sich daher nicht nach der Halbwertszeit allein. Solche unerwünschten Stoffwechselprodukte entwickeln sich etwa aus Diazepam oder Flurazepam. Die daraus entstehenden aktiven Stoffwechselprodukte haben ihrerseits eine Halbwertszeit von 100 Stunden, während derer sie beruhigend wirken.

Ein **Gewöhnungseffekt** zeigt sich nicht bei allen Menschen, die Schlafmittel einnehmen. Bei einem größeren Teil allerdings lässt die Wirkung schon nach einigen Tagen nach, was aber nur bei einem kleineren Teil der Anwender zu einer Dosissteigerung führt. Interessanterweise erhöhen nur wenige Menschen, die Benzodiazepine einnehmen, deren Dosis.

Häufige Nebenwirkungen von Schlafmitteln:

- Abhängigkeit schon bei niedrigen oder »normalen« Dosen
- Gewöhnungseffekt (»Toleranz«)
- Medikamentanreicherung
- Schlaflosigkeit durch überschießende Reaktion nach Absetzen des Schlafmittels
- »Hang over«-Wirkung

Nebenwirkungen von Schlafmitteln

Zum einen sind Nebenwirkungen häufig, zum anderen liegen diese Nebenwirkungen nicht im »organischen« oder körperlichen Bereich.

So ist seit langem bekannt, dass auch exzessive Überdosen häufig toleriert werden.

Das Hauptproblem der Nebenwirkungen liegt auf dem Gebiet der Verhaltensstörung.

Hang over

Die Einnahme von Schlafmitteln funktioniert leider nicht nach dem System wie wir etwa Licht ein- oder ausschalten. Das heißt, das eingenommene Mittel ist auch dann noch wirksam, wenn es nicht mehr benötigt wird und der Wecker schon geläutet hat.

Die Wirkung des Schlafmittels »hängt« also noch in den Tag hinein und man spricht vom »Hang over«-Effekt. Wenn dieser Effekt vorhanden ist, kann von einer beginnenden **Suchtgefahr** gesprochen werden.

Damit verbunden ist eine Anreicherung des Mittels im Körper besonders dann, wenn zum noch im Körper kreisenden

Mittel in der darauf folgenden Nacht wiederum das Schlafmittel eingenommen wird. Dies führt wiederum zu einem verstärkten »Hang over«-Effekt am übernächsten Tag und so weiter. Die Folgen sind Verhaltensänderungen wie Müdigkeit, Schläfrigkeit, Konzentrationsstörungen, Gereiztheit, Gangunsicherheit und Muskelschwäche. Alle diese Störfaktoren können die Sicherheit eines Menschen, sich im Alltag und Beruf zu Recht zu finden, empfindlich beeinträchtigen.

Mit einer längeren Nachwirkung ist beim älteren Menschen (siehe oben) zu rechnen, deshalb sind auch Verhaltensstörungen häufiger und intensiver. Ein schon bestehender geistiger Abbau verschlimmert das Ganze noch.

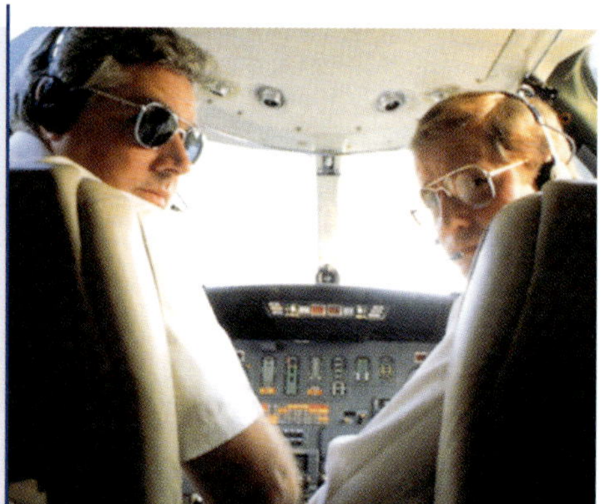

»Hang over« kann bei bestimmten Berufen zu lebensgefährlichen Problemen führen.

Auch wenn der Anwender nicht über offensichtliche Nachwirkungen klagt, sich nicht müde oder schläfrig fühlt, hat sich in genauen Testreihen gezeigt, dass Schlafmittel schon in geringer Dosierung auch bei jungen Menschen zu Beeinträchtigungen führen: etwa in der Schärfe der Urteilsfähigkeit oder in gewissen Gedächtnisleistungen. Nicht seltene Folgen des »Hang over« sind Verkehrsunfälle, Probleme und Unfälle am Arbeitsplatz, Stürze im häuslichen Bereich und Vermehrung von Krankenstandstagen.

Die Einnahme von Schlafmitteln ist einer der häufigsten Gründe für den Schenkelhalsbruch des älteren Menschen.

Überschießende Reaktion

Werden Schlafmittel durch einen längeren Zeitraum eingenommen, kann es zu einer Wirkungsabschwächung, was man **»Toleranz«** nennt, kommen. Wird das Mittel nun überhaupt abgesetzt, resultiert eine Schlafstörung mit überschießender Reaktion, also stärkerer Schlaflosigkeit als vor der Einnahme. Diese Reaktion tritt bei einem Mittel mit kurzer Halbwertszeit früher und bei einem Mittel mit längerer Halbwertszeit erst etwas später auf. Bei sehr lange wirkenden Mitteln, z.B. Flurazepam, kann eine überschießende Reaktion überhaupt ausbleiben. Insgesamt ist es vorteilhaft, durch lange Zeit eingenommene **Schlafmittel** nicht plötzlich, von einem Tag auf den anderen, abzusetzen, sondern diese **»auszuschleichen«**.

Manche Schlafmittel können auch den REM-Schlaf stören. Wird nun das Schlafmittel abrupt abgesetzt, können sehr lebhafte und anhaltende Träume bis hin zu Albträumen die Folge sein. Diese Störung lässt wieder nach, wenn der Organismus das Fehlen des Schlafmittels – nach einiger Zeit – »akzeptiert« hat.

Die angstlösende Wirkung von Schlaf- und Beruhungsmitteln ist lange bekannt. Auch gegen die angstmindernde Wirkung kann sich eine Gewöhnung einstellen. Die Folge sind stärkere Angstgefühle nach Absetzen des Mittels.

Ein weiters Problem für Schlafmittelkonsumenten ist die **Angst vor** den Erscheinungen eines **Absetzens** des Mittels. Nicht so wenige Anwender nehmen Schlafmittel deshalb nur deswegen ein, um nicht mit den Problemen des Entzuges konfrontiert zu werden. Auch hier hilft langsames geduldiges Ausschleichen über einen längeren Zeitraum.

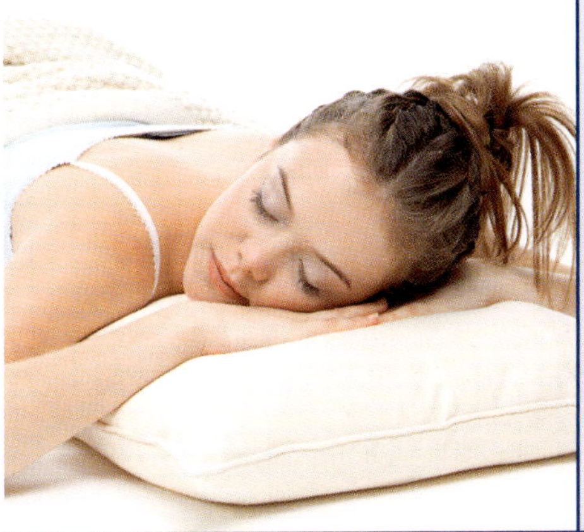

Schlafmittel können hilfreich sein, bergen aber viele Gefahren.

Hilfe aus dem Kneipp-Programm:

Das Kneipp-Programm bietet einige gute natürliche Einschlafhilfen an, z. B. Wassertreten: 30 Sekunden im wadentiefen kalten Wasser gehen (Badewanne, Fußkneipper). Dann sofort ohne abzutrocknen ins Bett und Licht aus. Durch die reaktive Erwärmung der Beine schläft man ein.

Genaue Anleitungen erfahren Sie von den 200 österreichischen, 660 deutschen und 45 Schweizer Kneipp-Aktiv-Clubs. Siehe Seite 111!

Regeln für die Einnahme von Schlafmitteln

- Bei jeder Art von länger dauernder Schlaflosigkeit: Sprechen Sie mit Ihrem Arzt darüber und versuchen Sie eine Klärung der Ursachen für den gestörten Schlaf.
- Ist die Ursache für die Schlafstörung eine Depression, hilft eine antidepressive Behandlung, eventuell mit Antidepressiva. Antidepressiva haben mit Schlafmitteln nichts zu tun, verursachen keine Gewöhnung und wirken auf einer ganz anderen Basis.
- Bei der Einnahme von Schlafmitteln besteht immer das Risiko einer Suchtentwicklung von Anfang an.
- Wenn es schon sein muss: Bevorzugen Sie Schlafmittel mit kurzer Halbwertszeit.
- Achten Sie bei der Einnahme von Schlafmitteln auf eine ausreichend lange Schlafdauer!
- Seien Sie sich bei der Einnahme von Schlafmitteln bewusst, dass schon geringe Dosen zu Verhaltensänderungen, Minderung der geistigen Fähigkeiten (Konzentration) und Muskelschwäche führen können.
- Nehmen Sie nur die geringst mögliche Dosis ein!
- Schlafmittel sollten nur durch einige Tage bis maximal drei bis vier Wochen genommen werden.
- Wer länger als einige Wochen Schlafmittel genommen hat, darf das Medikament nur langsam und schrittweise (»Ausschleichen«) absetzen.
- Es spricht wenig gegen die seltene Einnahme von Schlafmitteln (»1- bis 2-mal pro Jahr«), es spricht aber alles gegen die dauernde Einnahme.
- Sollten Sie trotz aller Bedenken und bekannter Probleme und Gefahren auf eine dauerhafte Einnahme angewiesen sein, sollte dies kontrolliert und unter ärztlicher Überwachung geschehen.

So problembehaftet der Einsatz von Schlafmitteln auch ist, bei der Behandlung von kurzfristiger Schlaflosigkeit führt meist kein Weg daran vorbei. Immer ist aber daran zu denken, dass Schlafmittel nur eine von mehreren Möglichkeiten sind, den Schlaf positiv zu fördern.

Schlafen und Atmung

Von der ersten bis zur letzten Sekunde des Lebens braucht unser Körper Energie. Die erforderlichen »Heizmittel« bekommt der Organismus mit unserer täglichen Kost: Eiweiße, Kohlenhydrate, Fette, Wasser, Vitamine, Mineralstoffe und Spurenelemente.

Alle diese Stoffe benötigen, damit sie das Kraftwerk »Zelle« verarbeiten kann, **Sauerstoff.** Mit Hilfe von Sauerstoff zerlegen Zellinstrumente die Nahrungsbestandteile in Wasser und Kohlendioxid.

Dieser Prozess der »Oxidation« verläuft regelrecht nur bei ausreichendem Nachschub von Sauerstoff und ständigem Abtransport von Kohlendioxid.

»Frächter« von Sauerstoff und Kohlendioxid sind die Lunge und das Herz sowie die weit verzweigten Blutgefäße.

Je nach körperlicher Anstrengung »wehen« 10.000 bis 20.000 Liter Luft durch unsere Atemwege.

Als **obere Atemwege** bezeichnet man die Nase, den Mund und den Rachen. Die **Nase** selbst besteht aus zwei Nasenhöhlen, die voneinander durch die Nasenscheidewand, das **»Septum«**, getrennt sind. Die Schleimhaut der Nasenhöhlen und des Septums hat vielfältige Funktionen wie etwa Reinigung, Befeuchtung und Anwärmung der eingeatmeten Luft. Diese Schleimhaut weist auch eine Unzahl besonderer Gefäßpölsterchen auf. Von deren Anwesenheit merken wir erst etwas, wenn es aus der Nase blutet oder wenn die Nase »verstopft« ist.

In die Nasenhöhlen hinein ragen noch kleine gebogene Vorsprünge, die ebenfalls mit Schleimhaut »bekleideten« drei »Nasenmuscheln«.

Nach dem Vorbeistreichen der Luft verengt sich der Raum für den Luftstrom weiter zum Nasenrachenraum und geht dann in Richtung **Kehlkopf.**

Seitlich, über und hinter dem Nasenraum liegen die Nasennebenhöhlen. Diese »neben« der Nase liegenden Räume dienen, so wie bei einer Geige, als Resonanzböden, um der Stimme Klang und Tiefe zu geben.

Der Weg der Luft

→ Nase
→ Nasenmuscheln
→ Rachen
→ Kehlkopf
→ Luftröhre
→ große Bronchien
→ kleine Bronchien
→ kleinste Bronchien (Bronchiolen)
→ Lungenbläschen (Alveolen)

Für die Atmung spielt auch der **Mund** eine gewisse Rolle. Dies vor allem dann, wenn – z. B. durch eine Verkühlung – die Nase zugeschwollen ist (durch Schleim und pralle Gefäßpölsterchen). Alles was hinter den Zähnen liegt, gehört zum **Mundvorhof.** Dort liegt auch die **Zunge,** die an der Zungenwurzel angewachsen ist. Diese »Wurzel«, auch **»Zungengrund«** genannt, ragt in den Rachen hinein. Der Zungengrund ist reichlich mit Lymphgewebe bestückt.

Hinten, am seitlichen Ende der Mundhöhle befinden sich die beiden **Gaumenmandeln,** die jeder sehen kann beim Blick in den Spiegel, wenn man den Mund weit öffnet, »Aaaaa« sagt und die Zunge etwas hinunter drückt. (»Aaaaaaa sagen« beim Doktor!«).

Auch die Gaumenmandeln sind Angehörige der »Lymphorgane« mit besonderen Funktionen in der Abwehr von Krankheitserregern.

Bei etlichen Krankheiten, wie etwa der »Angina« vergrößern sich die Gaumenmandeln und können dann mit weißlich-gelblichem Eiter bedeckt sein.

Das »Rachenhaus« hat drei Stockwerke, den Nasenrachen, den Mundrachen und den Kehlkopfrachen. Der Hohlraum **»Nasenrachen«** schließt sich an die Nasenhöhlen an. An der Hinterwand des Nasenrachens liegt die **Rachenmandel,**

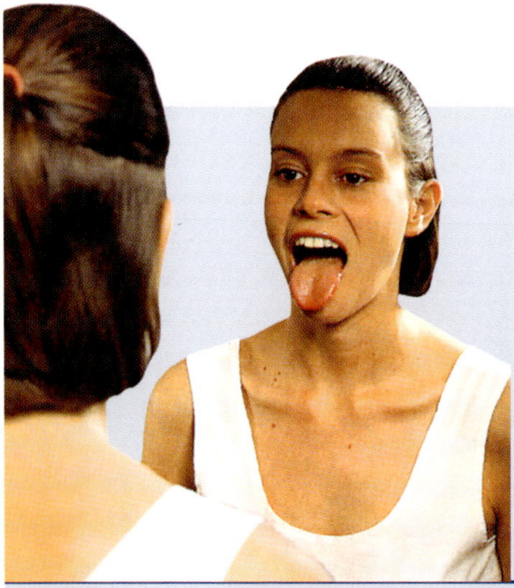

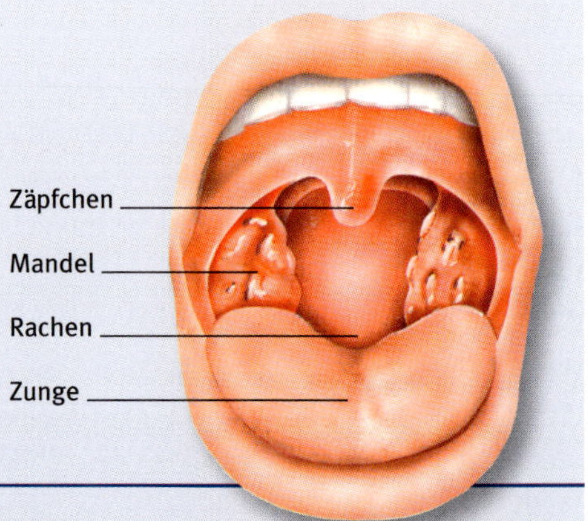

Das Zäpfchen sieht man beim »Aaaa-Sagen«.

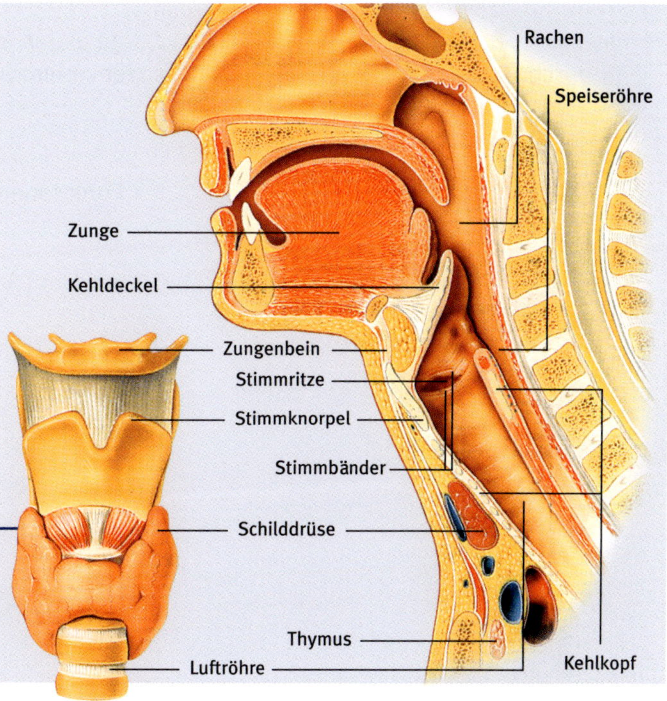

Die oberen Atemwege reichen bis zum Kehlkopf.

die ebenfalls aus Lymphgewebe besteht und zum »Immunsystem« gehört. Unter dem Nasenrachenraum liegt eine enge Stelle. Gut für jeden sichtbar ragt in diese Engstelle das **»Zäpfchen«** hinein. Die Engstelle ist wichtig für den Wechsel Schlucken und Atmen.

Während des Essens verschließt sich diese Engstelle und verhindert damit, dass »Speis´ und Trank« in den Nasenrachenraum gelangen kann. Wenn wir uns »verschlucken«, beispielsweise bei Niesen oder heftigem Lachen während des Essens, können bekanntlich Speiseteile (Suppennudeln...) wieder in den Nasenlöchern erscheinen. Das Zäpfchen wird aber auch gebraucht zur Bildung bestimmter Sprechlaute.

Als **Mundrachen** bezeichnen wir jenen Raum, der hinter der Mundhöhle liegt. Dort ragt die Zungenwurzel hinein, die sich in den Mundrachenraum hineinwölbt. Der **Kehlkopfrachen** schließlich befindet sich unterhalb des Mundrachens. Er ist mit der Luftröhre und der Speiseröhre verbunden.

Man muss sich den Rachen als geteilten Muskelschlauch vorstellen, der innen mit Schleimhaut ausgekleidet ist. Anspannung und Entspannung dieses Muskelschlauches werden automatisch – beim Schlucken und Atmen ohne unser Zutun – vom Gehirn gesteuert. Bei der Einatmung kommt es zur Anspannung. Dies ist erforderlich, damit sich die Rachenwände durch den bei der Einatmung entstehenden Sog nicht aneinander legen und dadurch den Rachen verschließen.

Als eine Art Rahmen für die Rachen- und Zungenmuskeln dient der **Kiefer.** Somit wird klar, dass bei einer Vielzahl an Störungen, wie etwa dem Schnarchen, auch der Kiefer eine Hauptrolle spielen kann. Kiefer ist alles, worin die Zähne verankert sind. Die oberen und unteren Zähne stecken im Oberkiefer und Unterkiefer, beide sind durch das Kiefergelenk miteinander verbunden.

Die oberen Atemwege reichen bis zum Eingang des **Kehlkopfes.** Der Kehlkopf oder »Larynx« besitzt zwei **Stimmbäder,** den **Kehldeckel** (Epiglottis) und Muskeln. Diese Muskeln bewegen und steuern (wie im Marionettentheater) die Stimmbänder. Der Kehlkopf ist die »hohle Gasse« im Atemstrom und für die Stimmbildung verantwortlich. Legt sich der Kehldeckel auf das Kehlkopfloch drauf, wird verhindert, dass beim Schlucken Nahrung in den Kehlkopf gelangt. Beim Einatmen jedoch ist der Kehldeckel geöffnet, wodurch zwischen den Stimmbindern die Luft in die Stimmritze (Glottis) einströmen kann.

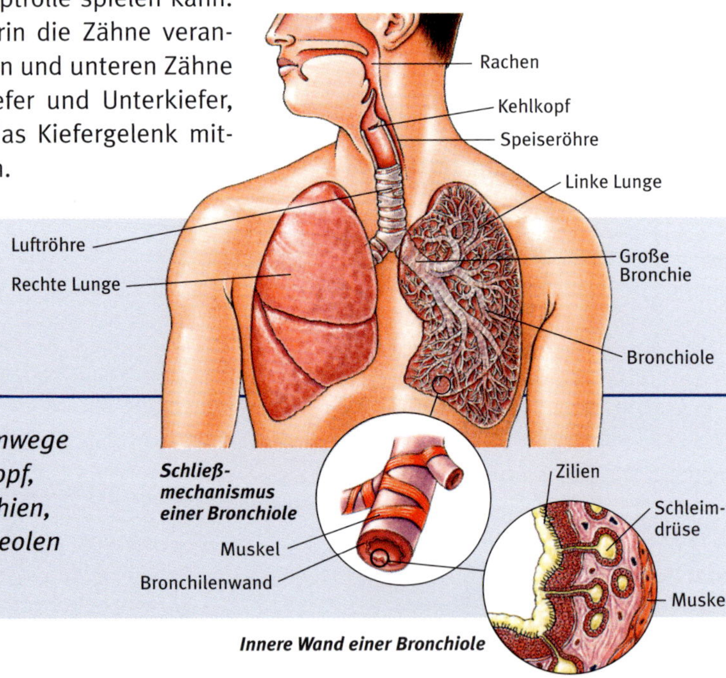

Die unteren Atemwege umfassen Kehlkopf, Luftröhre, Bronchien, Bronchiolen, Alveolen (=Lunge).

Weiter geht es in die **Luftröhre,** die ein halbstarres Rohr von bis zu 2 cm Durchmesser ist und von knorpeligen Spangen offen gehalten wird. Die Luftröhre verzweigt sich 18-mal in immer dünnere Röhren, die man solange als **Bronchien** bezeichnet, wie sie von Knorpelspangen gestützt werden. Erst nachdem sich die Bronchien zum 10. Mal geteilt haben, gehen diese in so genannte **Bronchiolen** über. Alle Bronchiolen münden in winzigen Kämmerchen. Die Außenwand dieser Kämmerchen bilden die **»Alveolen«** oder Lungenbläschen, von denen man etwa 1/2 Milliarde im Brustkorb mit sich trägt. Faltet man alle Lungenbläschen auf, würde die sich ergebende Fläche einen Tennisplatz bedecken.

In den Lungenbläschen findet die **Atmung** statt. Frischer Sauerstoff wandert über die Lungenbläschen ins Blut und heftet sich dort an die roten Blutkörperchen. Umgekehrt sickert Kohlendioxid aus dem Blut in die Lungenbläschen und wird mit jedem Atemzug an die Umgebungsluft abgegeben. Das vom Körper in das **Herz** zurück fließende Blut gelangt in die rechte Herzkammer und wird von dort in die **Lunge** gepumpt und anschließend von der linken Herzkammer aufgenommen. Dieses frische Blut wird nun über die Blutgefäße in alle Organe und Zellen gepumpt, wo schließlich die Energiegewinnung und der Stoffaustausch stattfinden.

Über das Schnarchen

Bis in die jüngste Zeit hat sich die Wissenschaft kaum mit dem Schnarchen beschäftigt. Schnarchen war vielmehr ein Dauergast in den Unterhaltungs- und Witzspalten von Zeitungen.

Für den Schlafpartner eines schnarchenden Menschen ist das Schnarchgeräusch jedoch wenig unterhaltsam, werden doch Lautstärken von 90 Dezibel erreicht, was einem fahrenden LKW entspricht.

Gefördert wird die Ausbreitung der Schnarch-Schallwellen durch deren tiefe Frequenzen bis hinunter zu 25 Hertz: Die Schlafzimmerwände geraten dabei in Schwingungen und fördern so die Kunde vom Schläfer.

> **Schnarchen ist ein Geräusch, das meistens beim Einatmen und seltener beim Ausatmen in den oberen Luftwegen entsteht.**

Männer und Frauen schnarchen etwa gleich häufig, wobei das Schnarchgeräusch der Männer durch den größeren Resonanzboden meistens stärker ist. Die Schnarchneigung nimmt mit dem Alter zu.

Was Schnarchen fördert:

- Männliches Geschlecht
- Alter
- Übergewicht
- Rückenlage
- Alkohol, Beruhigungs- und Schlafmittel
- Erschöpfende Arbeit/Sport
- Muskel-entspannende Medikamente
- Verengte Nase; Mandeln und Polypen
- Rauchen

Schnarchen entsteht durch eine Vibration der Rachenwände, durch ein Flattern der Rachenweichteile im Atemwind. Eine wichtige Rolle beim Schnarchen übernimmt das Gaumensegel. In Vibration versetzt, verengt es die Atemwege. Zu Schnarchgeräuschen kommt es nicht nur beim Einatmen, sondern auch beim Ausatmen. Auch bei geschlossenem Mund sind Schnarchgeräusche möglich. Das Ausmaß des Schnarchens hängt von der Entspannung der Rachenmuskulatur ab. Je tiefer man schläft, umso größer ist die Entspannung und umso eher tritt Schnarchen auf.

Alkohol am Abend, Beruhigungsmittel oder Schlafmittel, auch starke körperliche Ermüdung und Erschöpfung fördern über die Entspannung Schnarchen.

Liegt man auf dem Rücken, nähern sich Vorder- und Hinterwand des Rachens und Schnarchen wird wahrscheinlicher.

Auch die Einengung der Atemwege begünstigt Schnarchen. Dies sieht man, oder besser, hört man bei Kindern mit großen Mandeln oder Polypen. Ähnlich ist es bei verengter Nase durch einen Schnupfen oder bei allergischem Heuschnupfen.

Drückt vermehrtes Halsfett auf die Atemwege, wird Schnarchen häufiger. Übergewichtige Menschen schnarchen häufiger als normalgewichtige.

Das häufigere Vorkommen von Schnarchen bei Rauchern erklärt man sich durch eine Verengung der Atemwege, Rauchen führt zu Entzündung und Schwellung der Luftwege, zu Verengung des »Atemlochs«, was Schnarchen begünstigt.

Jeder Mensch schnarcht anders

Viele Menschen schnarchen praktisch immer, in jeder Schlafstellung und in jeder Umgebung – ob zuhause, im Zug, Flugzeug oder im Ferienzelt. Wenn sehr heftig und laut beim Einatmen geschnarcht wird, besteht immer der Verdacht auf einen Schlaf mit Atemaussetzern, »Apnoen« genannt.

Für den Bettnachbarn ist gleichmäßiges, nicht zu lautes Schnarchen meist besser erträglich, als unregelmäßiges, aber dafür lautes Schnarchen. Allen ist ja bekannt, dass man sich an moderate Dauergeräusche eher gewöhnt als an laute, abrupt auftretende Geräusche.

Beim gleichmäßigen Schnarchen ist das Dauergeräusch meist viel geringer als bei jenem Schnarchtyp, der auf Atemaussetzer hindeutet.

Art und Stärke des Schnarchgeräusches geben auch Hinweise auf den Entstehungsort des Schnarchens. Schnarchen entsteht ja entweder durch Schwingungen des Gaumensegels oder durch Vibrationen von Schleimhautfalten im Rachen. Schnarchen, das im Gaumensegel seine Ursache hat, nennt man **»velares« Schnarchen,** das Schnarchen mit dem Entstehungsort im Rachen nennt man **»pharyngeales« Schnarchen.**

Auch eine Kombination beider Schnarchtypen ist nicht selten.

Während manche Menschen praktisch immer während des Schlafes schnarchen, tun dies andere nur, wenn ihre Nase, etwa durch einen Schnupfen, verstopft ist.

Ob ein Mensch schnarcht oder nicht, lässt sich am wachen Menschen nicht voraussagen.

Der Grund dafür liegt in der Muskelspannung während des Wachens. Nur bei jenen Menschen, die ein stark vergrößertes Zäpfchen haben, lässt sich eine gewisse »Schnarch-Wahrscheinlichkeit« vorhersagen.

Regelmäßiges Schnarchen ohne Atemaussetzer ist nicht gesundheitsschädlich, kann aber die Partnerschaft nachhaltig stören.

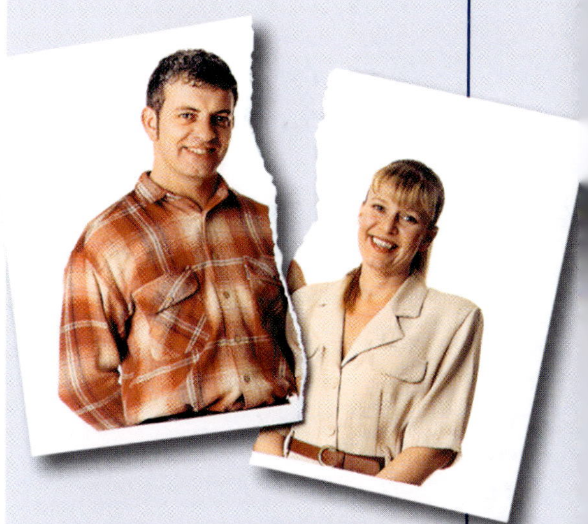

Schnarchen kann für die Partnerschaft zum Problem werden.

Wird man vom Schnarchen krank?

Gleichmäßiges Schnarchen ohne Atemstillstand ist meist harmlos – auch wenn es der Vorläufer einer »Atemaussetzer«-Krankheit (Apnoe-Syndrom) sein kann. Durchgehendes Schnarchen ohne Unterbrechung des Schlafes ist in den meisten Fällen ein »alltägliches« ungefährliches Ereignis.

Bisherige Untersuchungen haben für das gewöhnliche banale Schnarchen kein erhöhtes Krankheitsrisiko erkennen können, obwohl während des Schnarchens der Blutdruck erhöht ist.

Schnarchen und...

- Blutdruck: Erhöht
- Asthma: Anfälle
- Hörminderung: Unbekannt

Asthmaanfälle, die in der Nacht auftreten, haben eine gewisse Beziehung zu den Schlafstadien. Asthmatische Anfälle erscheinen häufiger im Stadium II und im REM-Schlaf.

Der tiefe Schlaf dagegen hat eine gewisse Schutzfunktion vor einem Asthmaanfall. Unterdruck im Brustkorb, wie man ihn beim Zusammenfallen der Rachenmuskeln nachweisen kann, ist in der Lage, über den Umweg des inneren Nervensystems einen Asthmaanfall auszulösen. Sowohl beim normalen Schnarchen wie beim Atemaussetzer-Schnarchen ist daher ein Asthmaanfall leichter möglich.

Der hohe Lärmpegel beim Schnarchen könnte mit der Zeit, so wie Discobesuche und Arbeiten mit lauten Geräten (Presslufthammer), zu einer Hörminderung führen. Sichere Studien darüber gibt es bisher keine.

Soll der Schnarcher zum Arzt gehen?

Die meisten Schnarcher benötigen keinen Arztbesuch. Sehr wohl aber soll man daran denken, wenn Folgendes zu beobachten ist:

- Extrem lautes Schnarchen
- Morgendliche Müdigkeit und Zerschlagenheit
- Häufiges unmotiviertes Einschlafen tagsüber
- Auftreten von Atemstillständen

Diese Symptome und Beschwerden sind höchst verdächtig auf die schon erwähnte »Atemaussetzer«-Krankheit, die der Arzt »Schlafapnoe-Syndrom« nennt. Wir werden im Folgenden noch oft davon lesen.

Was kann man gegen Schnarchen tun?

Gewöhnliches Schnarchen ist äußerst störend, aber nicht gefährlich. Weder der Schnarcher noch der Schlafpartner stehen daher unter dem zeitlichen Druck, schnell etwas unternehmen zu müssen. Nichts spricht dagegen, Verschiedenes auszuprobieren.

Wer schnarcht und **Schlaf- oder Beruhigungsmittel** nimmt, sollte versuchen, die Dosis zu reduzieren oder die Mittel überhaupt wegzulassen.

Da **Alkohol** ähnliche Wirkungen auf eine Schnarchauslösung hat, sollte man ab dem späten Nachmittag keinen mehr trinken oder überhaupt enthaltsam leben.

Der Risikofaktor **Rauchen** wirkt auch an den oberen Atemwegen: Rauch löst eine chronisch-entzündliche Schwellung der Schleimhaut aus, verengt damit die Atemwege und kann so zum Schnarchstarter werden. Daher sollten Schnarcher nicht rauchen.

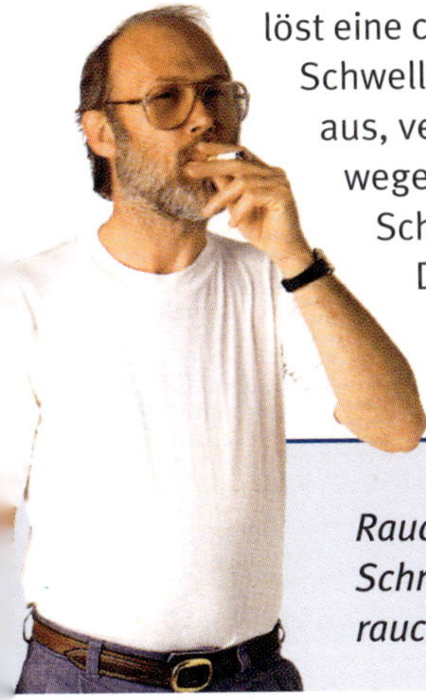

Raucher sind öfters Schnarcher als Nichtraucher.

Viele Menschen schnarchen nur mit **verstopfter Nase**. Bei allergischer Ursache empfehlen sich antiallergische Nasentropfen oder kortisonhältige Sprays, bei entzündlicher Ursache Tropfen.

Übergewichtigen Schnarchern ist zu einer Gewichtsreduktion zu raten. Schon wenige Kilo weniger nützen oft viel.

Menschen, die nur in **Rückenlage** schnarchen, wird empfohlen in Bauch- oder Seitenlage zu schlafen. Untergelegte Polster oder Decken helfen bei der Beibehaltung der Schlafposition.

Maßnahmen gegen »normales« Schnarchen:

- Änderung des täglichen Lebensstils
- Absetzen von Schlafmitteln und Beruhigungsmitteln
- Kein Alkohol abends oder gänzlicher Alkoholverzicht
- Nasentropfen und Sprays bei verstopfter Nase
- Nicht rauchen
- Schlafen in Seiten- oder Bauchlage
- CPAP-Therapie
- Operation: LAUP, Somnoplastie

Schließlich gibt es Schnarcher, denen mit allen möglichen Tipps nicht zu helfen ist. Was tun, wenn das Schnarchen zu einer Belastung der »täglichen Nacht« wird, zu einer Belastung vor allem des **Schlafpartners?** Der Schnarcher selbst fühlt sich ja kaum beeinträchtigt.

In diesen Fällen kann eine **CPAP-Therapie** (siehe unter »CPAP-Therapie« Seite 103) zur erfolgreichen Behandlung werden. Mit CPAP geht das Schnarchen zu Ende und der Schlafpartner atmet auf.

Da die Schlafmaske von den Normalschnarchern als unangenehm empfunden wird, nützen nur ca. 1/6 der Schnarcher das Gerät und dann meist nur wenige Stunden.

Die meisten Schnarcher mit CPAP-Behandlung machen offenbar die Erfahrung, dass auch eine nur wenige Stunden dauernde CPAP-Therapie die Schnarcherei zum Versiegen bringt. Über Nebenwirkungen wird nicht geklagt.

In verzweifelten Fällen von Normalschnarchen versucht man **chirurgisch** mittels Laser eine Verkleinerung von Gaumensegel und Zäpfchen.

Das »LAUP« abgekürzte Verfahren hört auf den vollständigen Namen **L**aser-**A**ssisted-**U**volo-Palato-**P**lastie. Bei über 2/3 der so Behandelten verschwindet das Schnarchen, kommt aber nach einigen Jahren – meist milder – wieder.

Bei der nur wenige Minuten dauernden **Somnoplastie** wird unter örtlicher Betäubung eine erhitzte Nadel in den Zungengrund eingeführt.

Die Folgen sind eine Schrumpfung und Straffung des Gewebes rund um die Nadel.

Maßnahmen von fraglichem Wert:

- Nozovent
- Silenzia
- SnoreEX
- Snoremaster
- Snore-stop

Die weite Verbreitung des Schnarchens und dessen »Anerkennung« als nächtlicher Störenfried haben geschäftstüchtige Bastler auf den Plan gerufen.

Es darf einen daher nicht wundern, dass eine Unzahl an »Schnarchstopps« (»Geld zurück bei Misserfolg«) auf dem freien Markt angeboten wird.

Die diversen Hilfsmittel und Geräte sind den üblichen klinischen Tests unterzogen worden.

Dabei hat sich deren weitgehende Nutzlosigkeit erwiesen. Der Vollständigkeit halber seien sie dennoch erwähnt.

Die Nasenklammer **»Nozovent«** und das Nasenpflaster **Breath Right** sollen die Nasengänge erweitern und die Nasenbelüftung verbessern.

Silenzia ist eine gummibandartige Kinnbinde, die eine Mundöffnung während des Schlafens verhindern soll.

SnoreEX braucht eine Oberkieferzahnspange. An dieser wird ein federnder Bügel befestigt, der dann auf die Zunge drückt. Der Bügel soll das Zurückfallen der Zunge im Schlaf verhindern.

Snore-stop ist eine Brille, die zum Schlafen aufgesetzt wird. Ein in die Brille eingebautes Mikrofon bringt Dioden zum Leuchten, wenn Schnarchgeräusche auftauchen. Die dann einsetzenden Leuchtsignale sollen den Schnarcher – ohne dass er aufwacht – so aktivieren, dass er in eine andere Schlafposition geht.

Allen auf dem freien Markt angebotenen »absolut sicheren« (»Bei Erfolglosigkeit Geld zurück«) Schnarchstoppern ist mit größter Zurückhaltung zu begegnen.

Die meisten sind völlig nutzlos, nur sehr wenige können im Einzelfall das Schnarchen lindern.

Über das gefährliche Schnarchen

Der schnarchende Mensch ist – seitdem es Illustrationen gibt – ein ständiger Bestandteil der Witzseiten. Dabei ist Schnarchen durchaus keine scherzhafte Angelegenheit. Lautes Schnarchen ist ein ernst zu nehmendes Anzeichen für Atmungsstörungen im Schlaf.

Die allen bekannten, typischen Schnarchgeräusche mit einem Geräuschpegel, der bis zum »Wald umsägen« reicht, entstehen bei der Anstrengung, durch die verengten Atemwege Luft zu holen. 10 – 30 % aller Erwachsenen schnarchen im Schlaf. Dieser Prozentsatz erhöht sich bei den über 60-Jährigen auf 60 % bei Männern und auf 40 % bei Frauen. Bei 5 % dieser Schnarcher ist extrem lautes und unregelmäßiges Schnarchen ein Hinweis auf eine **grundsätzlich lebensbedrohliche Erkrankung.**

Erst in den 60er Jahren des letzten Jahrhunderts hat sich die Medizin mit dem lange bekannten Begriff der **»Schlafsucht«** beschäftigt. Der englische Dichter Charles Dickens hat um 1840 die Romanfigur des Samuel Pickwick geschaffen. Dieser Mister Pickwick schildert in seinen Erzählungen über eine Reise in England einen äußerst dickleibigen Mann mit den Worten »Er schläft den ganzen

Tag, schläft beim Gehen und schnarcht am Tisch«. Das Zusammentreffen von Übergewicht, Müdigkeit und Schnarchen fiel also schon früher auf, den genauen Zusammenhang kannte man aber nicht. In den 70er Jahren erst fand das Krankheitsbild auf Betreiben amerikanischer Forscher Eingang in den medizinischen Sprachgebrauch als »Pickwick-Syndrom«. Einige Jahre später wurden gehäufte Atemaussetzer mit nachfolgendem explosionsartigem Schnarchen im Schlaf als Ursache erkannt. Der Name **Schlafapnoe-Syndrom** war geboren.

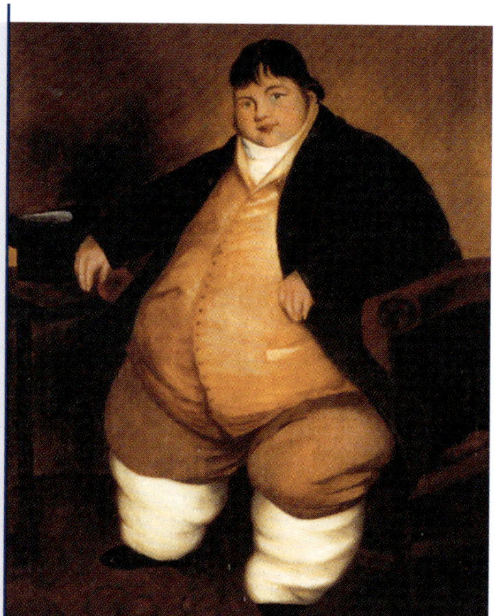

Zeitgenössische Darstellung des Mister Pickwick.

Wie Schnarchen entsteht

Das typische Schnarchgeräusch entsteht, wenn der Schlafende durch den offenen Mund atmet.

Das im Schlaf erschlaffte, »durchhängende« Gaumensegel gerät jetzt in Schwingungen – ähnlich einem nicht gespannten Segel beim Kreuzen gegen den Wind.

»Einfache« Gründe dafür sind Erschöpfung, Alkohol- oder Medikamenteneinfluss oder örtliche Behinderungen: Eine verstopfte Nase durch einen Schnupfen, Verkrümmung der Nasenscheidewand.

Nicht selten ist Schnarchen bei einwandfrei funktionierender Nasenatmung bei Menschen, denen im Schlaf die Backenmuskeln erschlaffen und so den Unterkiefer herunter sinken lassen.

Beim Schnarcher nähern sich die Rachenwände so stark, dass der Luftstrom beim Atmen das Gaumensegel in Schwingungen versetzt, die Folge sind Schnarchgeräusche. Beim Menschen, der unter Schlafapnoe leidet, verschließen sich die Atemwege – vorübergehend – zur Gänze.

Immer sollte bei den geringsten Hinweisen darauf, eine genaue Abklärung auf **»Schlafapnoe-Syndrom«** eingeleitet werden.

Scharchen ist nichts zum Lachen!

Das durch die Schlafzimmerwand hörbare Schnarchen wird von Atemaussetzern begleitet, die man »Apnoe« (vom griechischen Wort für »Windstille«, hier Atemstillstand). Ein ganzes Krankheitsbild hat danach seinen Namen bekommen, das »Schlafapnoe-Syndrom«. Menschen, die von dieser Krankheit heimgesucht werden, erhalten durch den massiv gestörten Schlaf nicht genug Sauerstoff. Sie schlafen sehr schlecht und haben mit vielen Problemen zu rechnen – die bei rechtzeitiger Diagnose und Behandlung zu meistern sind. Entgegen der landläufigen Meinung sind keineswegs nur übergewichtige Männer mit großem Bauch von der Störung betroffen. »Schlafapnoe« mit Atemaussetzern kann zu Tagesschläfrigkeit führen und zum Auslöser von Bluthochdruck, Herzversagen, Herzinfarkt und Schlaganfall werden.

Wichtige Merkmale der Apnoe:

- Atemaussetzer 10- bis 30-mal pro Stunde.
- Die Atemaussetzer dauern 10 bis 40 Sekunden.
- Dem Apnoe-Schläfer sind die Atemaussetzer am Tag darauf nicht bewusst.

Der wichtigste »Diagnostiker« ist dabei immer der Schlafpartner, denn das Schnarcherlebnis bleibt dem Schnarcher selbst meist verborgen. Dieser Schlafpartner ist es dann auch, der als erster den Arzt aufsucht. Immer sollte bei lautem und regelmäßigem Schnarchen, das in jeder Körperlage auftritt, ein Arzt beigezogen werden. Beim geringsten Verdacht auf Schlafapnoe wird er den Schnarcher an ein Schlaflabor zu einem genauen »Schlaf-Check« überweisen bzw. diesen selbst vornehmen. Die im Schlaflabor gewonnen Ergebnisse lassen es zu, Atmungsstörungen schon in einem so frühen Stadium zu erkennen, dass eine Behandlung »greift« und Folgeerkrankungen einer Schlafapnoe gänzlich oder weitgehend vermieden werden können.

Wann muss man an eine Schlafapnoe denken?

Die Schnarchgeräusche des **Erwachsenen** können so laut werden, dass man an die Geräuschkulisse eines Pressluftbohrers erinnert wird. Die Geräusche beim »Apnoe-Schnarchen« sind von einer Intensität, dass man den Schnarcher durch mehrere Wände hindurch hört und die Bewohner der Nachbarwohnung Ohrenzeugen des Schnarchdramas werden. Die Apnoe-Schnarchgeräusche entstehen im Wechsel von Atempausen und heftigem Luftschnappen und spiegeln das Aus- und Einsetzen der Atmung akustisch wider.

Jeder Mensch hat während des Schlafens vorübergehende Atemstillstände.

Verdächtig wird es, wenn diese Atemstillstände mehr als zehnmal in der Stunde auftreten und länger als 10 Sekunden andauern. An den Atemstillstand folgt ein lauter Schnarchton, ein tiefes Schnaufen, das nicht selten den Betroffenen aus dem Schlaf reißt.

Wahrscheinlich liegt ein Schlafapnoe-Syndrom vor, wenn Veränderungen der Gehirnfunktion und des Herz-Kreislauf-Systems feststellbar sind.

In Anbetracht der Tatsache, dass Atemstillstände 30 bis 50 Sekunden anhalten können, muss man sich ins Gedächtnis rufen, dass ein normaler, gesunder Mensch die Luft nicht länger als 35 Sekunden anhalten kann. Dies unter der Voraussetzung, dass er sich nicht »vorbereitet« hat und – so wie vor dem Untertauchen in Wasser – vorher einige Atemzüge tiefer und schneller geatmet hat.

Im Zeitraum des Atemaussetzers wird vom Blut eine große Menge Sauerstoff abgegeben mit der Folge, dass der Sauerstoffgehalt im Blut um bis zu 15 % abnimmt: Es besteht Sauerstoffuntersättigung. Zum doppelten Leidwesen kann das vom Gewebe an das Blut abgegebene Kohlendioxid nicht abgeatmet werden: Der Kohlendioxidgehalt im Blut steigt um bis zu 29 % an und überschreitet damit die oberste Normgrenze.

Die Ursachen der Weckreaktion:

- Sauerstoffmangel
- Anstieg der Kohlendioxidkonzentration im Blut
- Verstärkte Atemanstrengung

In fortgeschrittenen Fällen zeigen sich die Phasen des Atemstillstandes bis zu 20- bis 30-mal in der Stunde. Durch den Abfall des Sauerstoffgehaltes wird dem Atemzentrum im Gehirn signalisiert, dass es jetzt dringend aktiv werden muss. Im weiteren Krankheitsverlauf häuft sich nicht nur die Anzahl, sondern auch die Zeitdauer der Phasen. Dadurch verstärkt sich der Sauerstoffmangel im Gehirn und in den Organen. Im schlimmsten Fall resultieren daraus schwere Beatmungsprobleme mit lebensbedrohlichen Zuständen, was zum Glück selten ist. Bleibt aber ein chronisches Apnoesyndrom unbehandelt, entwickeln sich – fast immer – Bluthochdruck, Herzschwäche, Herzrhythmusstörungen und eine verstärkte Neigung zu Herzinfarkt und Schlaganfall.

In schweren Fällen von Schlafapnoe setzt die Atmung zu 75 % (!) während der gesamten Schlafdauer aus.

Die Atemaussetzer zeigen sich normalerweise beim Übergang vom Wachzustand zum Schlafstadium II. Die Zeitspanne von einer Weckreaktion zur anderen beträgt oft nur 50 – 80 Sekunden.

Schlafapnoiker haben ein fünffach gesteigertes Risiko, einen Verkehrsunfall auszulösen.

Zu folgenschweren Belastungen im beruflichen und privaten Alltag führt die Tagesschläfrigkeit; die Nacht wurde ja praktisch zu 2/3 »durchgewacht«. Schwere Schnarcher weisen ein auffallend hohes Unfall- und Verletzungsrisiko auf.

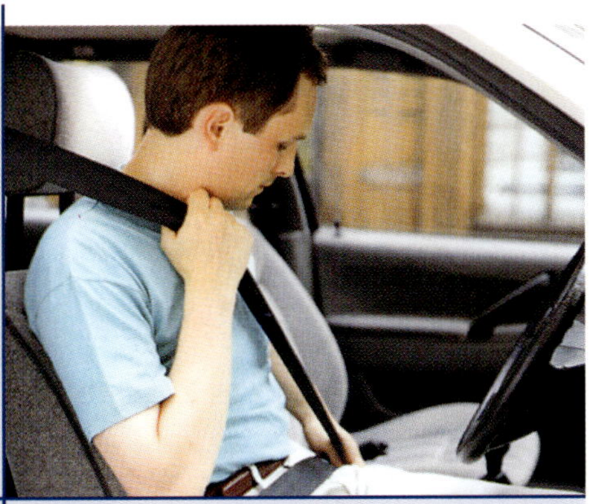

Tagesmüdigkeit provoziert Verkehrsunfälle.

Der Grund dafür ist das ständige Einnicken am Arbeitsplatz, beim Bedienen von Maschinen oder im Straßenverkehr.

Der typische Schlafapnoiker hat ein fünffach gesteigertes Risiko, zum Auslöser eines Verkehrsunfalls zu werden.

Alarm-Symptome:

- Laute Schnarchgeräusche
- Atemaussetzer
- Tagesschläfrigkeit
- Veränderungen im Verhalten
- Sexualstörungen
- Auffällig-Werden im Alltag
- Unfälle und Verletzungen

Symptome der Schlafapnoe können plötzlich auftreten oder sich schleichend über Jahre hinweg einstellen. Häufig sind Konzentrationsstörungen, Vergesslichkeit, Zerstreutheit, Angstzustände und Depressionen. Es ist fast die Regel, dass Arbeitskollegen, Arbeitgeber oder Familienmitglieder auf die Veränderungen reagieren. Der Betroffene selbst beachtet die Symptome meist über lange Zeit nicht oder kann sie zumindest nicht deuten. Immer wieder gibt es aber auch Fälle, in denen der krankhafte Schnarcher selbst auf das nächtliche Aufwachen und auf das Ringen um Luft reagiert – und den Arzt aufsucht.

Ein Teil der Patienten klagt über morgendlichen Kopfschmerz und ein Versiegen des sexuellen Interesses (Libidoverlust).

Schlafapnoe kann auch für **Kinder** zu einem Problem werden. In der Forschung wird die Schlafapnoe auch mit dem plötzlichen Kindstod in Verbindung gebracht.

Größere Kinder mit Übergewicht und vergrößerten Mandeln und Polypen können an Schlafapnoe leiden. An sich ist lautes Schnarchen bei Kindern eher ungewöhnlich, umso mehr sollten schnarchende Kinder möglichst rasch dem Arzt vorgestellt werden. Unter Schlafapnoe leidende Kinder schnarchen laut, schlafen unruhig und haben Schwierigkeiten beim Luftholen.

Ältere Kinder mit Schlafapnoe machen öfters einen trägen, schwerfälligen Eindruck und fallen durch schlechte Leistungen in der Schule auf. Die – falsch interpretierte – Leistungbeurteilung durch Lehrer lautet oft »träge« und »faul«.

Die Anzeichen für eine obstruktive Schlafapnoe

1. **Auffällig lautes Schnarchen,** bei dem der Schlafpartner erwacht und der Schläfer selbst erwacht.

2. **Nächtliches Schnarchen** mit Müdigkeit, Abgeschlagenheit und Konzentrationsstörungen am folgenden Tag.

3. **Unregelmäßiges,** »zerhacktes«, starkes Schnarchen mit mehr als 10 Atempausen pro Stunde, jeweils länger als 10 Sekunden. Das – mitunter lebensbedrohliche – Problem für Alleinstehende: Schnarchen und Atempausen können nicht durch Eigenbeobachtung ermittelt werden. Diese Tatsache kann zur Mitursache des schlechteren Gesundheitszustandes und der kürzeren Lebenserwartung von Singles werden.

4. **Intervallartiges,** »schnappendes« Schnarchen: Im normalem Schlaf zeigen sich plötzlich schnappende Schnarchtöne. Nach einer Atempause öffnet sich dann bei tiefer Einatmung der Nasenrachenraum mit einem »Schnarchton«. Meist stellt der Schlafpartner fest, dass der normale Atemrhythmus unterbrochen ist und Atempausen bestehen. Aus gerade diesen Umständen erwächst dem eigentümlich Schlafendem Gefahr: Durch

die Weckreaktion, die das Atemzentrum zur Aktivität mahnt und auch den schlafenden Patienten wach macht, wird der sonst normale Schlafablauf mit seinen Traum- und Tiefschlafphasen, erheblich gestört. Eine Folge davon ist der Anstieg von Blutdruck und Puls. Bei Menschen mit Bluthochdruck kann dies allein zu schlimmen Situationen führen.

5. **Müdigkeit,** morgendliche Abgeschlagenheit, Kopfdruck und Mattigkeit. Das Gefühl, »wie gerädert« zu sein.

6. **Leistungsminderung** und Konzentrationsschwäche am Arbeitsplatz und in der Freizeit.

7. **Auffallende Tagesmüdigkeit** bis hin zum Schlafzwang, besonders bei eintönigen Tätigkeiten: Bei Fließbandarbeit, am Schreibtisch und Computer, beim Lesen, bei langen Autofahrten, beim ruhigen Sitzen während der Mittagspause, bei ruhigen Gesprächen oder beim Zuhören von Vorträgen.

8. **Zunehmende Probleme** im Beruf, in der Familie und im Freundeskreis. Die Gründe dafür sind Antriebsarmut, Lustlosigkeit, und Schwerfälligkeit. Durch die verminderte Einsatzbereitschaft und die ständige Müdigkeit sind Konflikte mit den Mitmenschen unausweichlich. Nicht selten sind Depressionen und Störungen von Libido und Potenz. Die häufigen Folgen sind Probleme in der sexuellen Partnerschaft und Ehekonflikte.

9. **Die Lärmbelastung** durch das Schnarchen wird für den Mitschläfer zu einer schweren Belastung. Ähnlich ist es mit Wohnungsnachbarn und mitschlafenden Freunden in der Freizeit. Ein ständig mit sich getragenes Schamgefühl des Schnarchers kann diesen in die Isolation treiben und zu schwer wiegenden psychischen Störungen führen. Manchmal werden Spitzenwerte bis 88 Dezibel erreicht, was sogar einen laufenden Presslufthammer übertönt.

10. **Weitere typische Symptome** sind unruhiger Schlaf, nächtliches Schwitzen und vermehrtes Wasserlassen. Manche Patienten stöhnen und schreien unbewusst im Schlaf, rudern mit den Armen und wälzen sich im Bett herum. Ein völlig zerwühltes Bett am Morgen kann auch für den alleine schlafenden Single ein Hinweise auf Apnoe-Attacken sein.

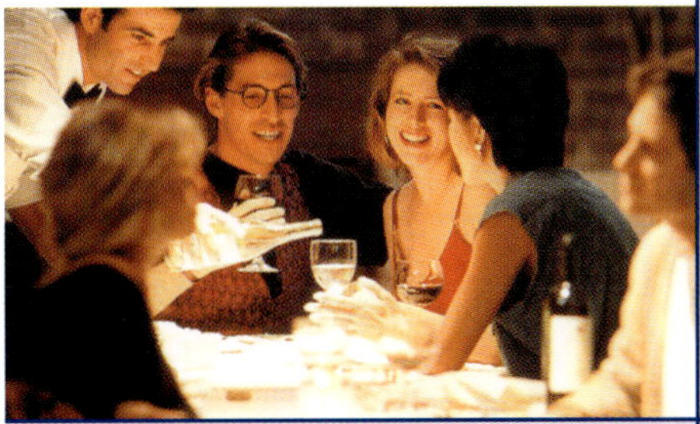

Schlafapnoe kann Ihre »Gesellschaftsfähigkeit« schwer beeinträchtigen.

Zum Arzt gehen sollte man, wenn...

- man so laut schnarcht, dass man selbst davon geweckt wird,
- man die mitschlafenden Menschen stört,
- man unregelmäßig schnarcht,
- man mit zwischenzeitigen Atempausen schnarcht,
- man vom Mitschläfer auf Unterbrechungen des Atemrhythmus aufmerksam gemacht wird,
- man laut und unregelmäßig schnarcht und den Mitmenschen Tagesmüdigkeit, Einschlafneigung, Konzentrations- und Leistungsminderung auffallen.

Einen eigentlichen Krankheitswert bekommt die Störung erst dann, wenn typische Beschwerden geäußert werden. Diesbezüglich »führende« **Symptome** sind

- Leistungsminderung,
- Müdigkeit und
- Konzentrationsstörungen.

Über dieses Beschwerdebild klagen ca. zwei bis fünf Prozent der Bevölkerung – ohne dass dafür eine andere Ursache in Frage käme. Vom schweren – lebensbedrohlichen – Krankheitsbild der Apnoe sind etwa drei bis zehn Menschen von 1.000 betroffen. Frauen sind 2- bis 3-mal seltener betroffen. Erkranken sie dennoch daran, dann häufig erst nach dem Wechsel.

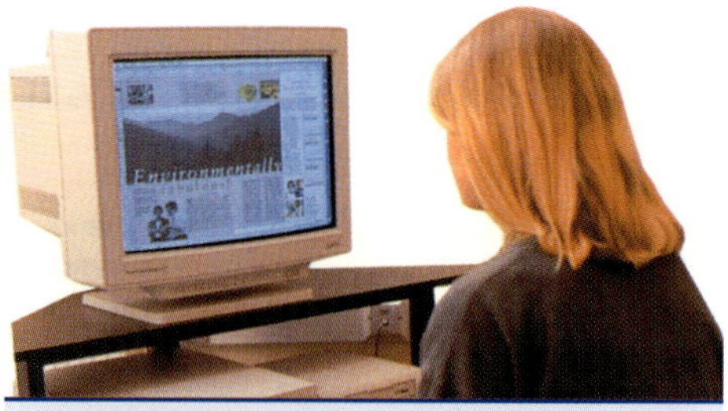

Konzentrationsstörungen – mögliche Ursache: Schlafapnoe.

Von Kindern sind nur wenige Untersuchungsergebnisse vorhanden. Sie leiden offenbar seltener an Schlafapnoe als Erwachsene. Bei entsprechenden Symptomen aber nicht mit dem Gang zum Arzt zögern und eine genaue Abklärung unbedingt in Angriff nehmen! Die exakte Häufigkeit von Schlafapnoe zu bestimmen, wird durch die fließenden Grenzen der Biologie erschwert. Auch Gesunde haben Atemaussetzer und jeder Mensch schnarcht dann und wann mehr oder weniger stark.

Die US-Gesellschaft für Schlafmedizin hat deshalb Grenzen eingezogen und den Begriff der Schlafapnoe wie folgt eingeengt: **»Schlafapnoe« bedeutet fünf oder mehr Atemaussetzer oder »Mangelatmer« (Hyopnoen) pro Stunde und Symptome, verursacht durch die Schlafapnoe, vor allem Müdigkeit«.** Diese Bedingungen erfüllen 4 % der Männer und 2 % der Frauen.

Bezüglich der Behandlung ist es egal, wie scharf oder unscharf man die Grenze zwischen normal und schon krankhaft zieht.

Behandelt wird immer nur dann, wenn bei einer diagnostizierten Schlafapnoe Symptome wie Müdigkeit, Konzentrationsstörung, Leistungsknick und andere Beschwerden vorhanden sind.

Manchmal wird der ganze Komplex Schlafapnoe auch aufgebauscht, besonders häufig geschieht dies in der Regenbogenpresse. Dann nämlich, wenn kein Unterschied gemacht wird zwischen bloßer »Schlafapnoe« und »Schlafapnoe-Syndrom«. Schlafapnoe meint Patienten, die eine bestimmte Anzahl an Atemaussetzen und Mangelatmern pro Stunde haben.

> **Schlafapnoe-Syndrom bedeutet immer Schlafapnoe plus einschlägige Symptome.**

Was ist Apnoe, Hypopnoe, Schlafapnoe-Syndrom?

Atemaussetzer, **»Apnoen«**, finden sich auch im gesunden Schlaf. Von einer Apnoe spricht man, wenn die Atmung länger als 10 Sekunden aussetzt. Bis zu 30 Apnoen/Nacht gelten als normal.

Wenn Atemaussetzer durch einen Verschluss der Atemwege vorkommen, spricht man von **obstruktiver Apnoe.** Äußerlich erkennbar wird dieser Typ durch Atembewegungen von Bauch und Brustkorb, ohne dass dabei Luft durch Mund oder Nase strömt. Gehen die Atemaussetzer vom Gehirn aus, nennt man dies **zentrale Apnoe.** Je älter man wird, umso häufiger werden zentrale Apnoen. Vor dem 65. Lebensjahr leidet nur 1 % der Apnoiker an dieser Form. Die Gründe dafür sind nicht ganz klar. Wahrscheinlich spielen Arteriosklerose mit Hirndurchblutungsstörungen, ein geschwächtes Herz oder ein geänderter Schlaftyp die Hauptrollen.

Eine Abflachung der Atmung nennt man **Hypopnoe.** In der Regel spricht man dann davon, wenn die Atembewegungen um 50 % reduziert sind und diese Flachatmung länger als 10 Sekunden besteht.

Mit dem **Apnoe-Index** hat man früher versucht, das Schlafapnoe-Syndrom irgendwie zu klassifizieren. Alle Atemaussetzer werden zusammengezählt und die Gesamtzahl wird anschließend durch die Schlafdauer dividiert. Als Grenze zwischen noch gesund und schon krank hat man fünf Apnoen pro Stunde festgesetzt. Bei mehr als fünf Atemaussetzern in der Stunde wurde die Diagnose **»Apnoe-Syndrom«** gestellt, auch wenn der Betroffene keine Beschwerden hatte.

Seit einigen Jahren weiß man, dass auch Hypopnoen zu Weckreaktionen führen können. Deshalb wird für eine Klassifizierung heute auch die Hypopnoe mitgezählt und bewertet. Dies hat zum Begriff des **Apnoe-Hypopnoe-Index** oder **»AHI«**, geführt. Zum AHI kommt man, wenn man Apnoen und Hypopnoen zusammenzählt und durch die Schlafdauer teilt.

Auch dieser Index hat nur eine beschränkte Aussagekraft für die Schwere der Störung. Viele Menschen mit hohem AHI fühlen sich wohl und völlig beschwerdefrei. Auch gibt es bei vorhandenen Beschwerden keinen sicheren Zusammenhang mit der AHI-Höhe.

Zu einer besseren Bewertung kommt man durch die Zahl der **Weckreaktionen** oder »Arousels«. Neuere Untersuchungen haben gezeigt, dass es Weckreaktionen allein durch die Verengung der oberen Atemwege gibt, ohne dass Apnoen, Hypopnoen oder eine Sauerstoffuntersättigung auftreten. Die Weckreaktionen allerdings in einem eigenen Index zusammenzufassen, ist bisher nicht gelungen.

Übereinstimmung besteht darüber, wann man ein **Schlafapnoe-Syndrom** diagnostiziert: Dann, wenn Apnoe oder Hypopnoen gleichzeitig mit typischen Beschwerden wie Müdigkeit und Einschlafneigung vorkommen. Es liegt vereinbarungsgemäß vor, wenn mehr als fünf Atemaussetzer oder Flachatmungen in der Stunde vorhanden sind und diese zu Krankheitssymptomen führen.

Was sind die Ursachen der Schlafapnoe?

Bis in die 1960er Jahre hinein war es weitgehend unklar, warum die einen Menschen krankhafte Atemaussetzer im Schlaf haben und die anderen nicht. Zu denken war an **zwei Möglichkeiten:** Zum einen könnten die Atemwege bei den Menschen mit Schlafapnoe von Haus aus so eng sein, dass eine geringfügige Erschlaffung der Rachenmuskeln im Schlaf das »Atemloch« völlig verschließt. Zum anderen könnte in der Gruppe der Schlafapnoiker die Erschlaffung der Muskulatur stärker sein als bei Gesunden. So stark, das es zu einem Zusammenfallen, zu einem **Kollaps** der oberen Atemwege mit Verschluss des Atemloches kommt.

Intensive Forschungen der Muskeltätigkeit der oberen Atemwege folgten.

Die wesentlichsten Ergebnisse waren folgende:

- Am wichtigsten für die Offenhaltung des Rachens sind die Muskeln des Zungengrundes. Messungen ergaben – überraschend – dass die Muskeln des Zungengrundes bei Schlafapnoikern im Schlaf unter einer höheren Grundspannung stehen als sonst. Dies bedeutet jedoch: Bei den Schlafapnoe-Patienten ist der Rachen schon so eng, dass der Körper keine normale Erschlaffung der Schlundmuskeln im Schlaf erlaubt. Der Organismus tut alles, um die Erschlaffung der Schlundmuskeln zu verhindern. Leider gelingt ihm dies nicht zur Gänze.
- Die Durchgängigkeit des Rachenraumes ist bei Schlafapnoikern schon derart verengt, dass nur eine geringgradige Lockerung der Muskelanspannung zum Verschluss führt.

Es gibt mehrere Formen der Schlafapnoe

Am häufigsten ist die **»Verengungs«-Schlafapnoe.** Der medizinische Ausdruck dafür ist **»obstruktive« Apnoe.** Bei dieser erschlaffen die Atemwege nicht nur, sie fallen regelrecht zusammen. Sind die Atemwege schließlich kollabiert, wird die Atmung gänzlich blockiert. Die dadurch ausgelösten Atemstillstände erkennt man an den Pausen beim Schnarchen. Die erhöhte Muskelanstrengung von Zwerchfell und Brust, die durch die verstärkten Atemanstrengungen hervorgerufen wird, entwickelt sich zum Auslöser von kurzen Schlafunterbrechungen. Während dieser »Wachzeiten« (Arousels) nimmt die Muskelaktivität im Halsbereich wieder zu, sodass die Atemwege schließlich geöffnet werden. Das anstrengende Atemholen kann man sich verdeutlichen mit dem Trinken über einen engen Strohhalm, durch den sich nur sehr mühsam Flüssigkeit saugen lässt. Setzt die Atmung nun wieder ein, sind jene tiefen Atemzüge zu hören, die eine kurze Schlafunterbrechung bewirken. Diese **Arousels** oder Weckreaktionen sind aber so kurz und unvollständig, dass sich die Betroffenen am nächsten Morgen nicht daran erinnern können. Bei Schlafapnoe durch Verengung (Obstruktion) kommt es zu Atemstillständen, die 5 – 10 Sekunden und länger dauern – und sich in einer Nacht hunderte Male wiederholen.

Vom Wachen zum Atemstillstand

- Übergang vom Wachzustand in Schlafvertiefung.
- Die Rachenmuskeln erschlaffen.
- Das Atemloch verschließt sich, die Atmung setzt aus.
- Sauerstoffabfall, Kohlendioxid anreicherung.
- Drucksteigerung im Brustkorb.
- Stress-Alarm.
- Weckreaktion.
- Rachenmuskeln spannen sich.
- Atmung setzt wieder ein.

2 Arten der Schlafapnoe

- Örtliche Verengung – Obstruktion
- Zentrale Störung im Gehirn

Auch eine Störung im Schlafzentrum des Gehirns kann Apnoe-Schnarchen auslösen. Die Wirkung dieser Störung muss man sich so vorstellen, dass das Gehirn einfach »vergisst«, rechtzeitige Atmungsimpulse auszusenden.

Geht die ursächliche **Störung vom Gehirn** aus, bleiben die Atemwege zwar geöffnet, die Muskeln im Brustkorb und am Zwerchfell werden jedoch nicht aktiv. Der fehlende Atemantrieb lässt den Sauerstoffgehalt im Blut sinken: Für das Gehirn wird das zum Anreiz, den Schlafenden zu wecken, um mit der Atmung wieder zu beginnen. Je älter man wird, umso häufiger handelt es sich um eine gehirnbedingte Apnoe. **Jeder 4. Mensch über 60 Jahre** leidet unter einer solchen Atemstörung. Die meisten Fälle sind gottlob harmlos und brauchen nicht behandelt zu werden. Erforderlich wird eine Behandlung aber dann, wenn gleichzeitig Atemstörungen, Herzschwäche, Herzrhythmusstörungen oder Nervenausfälle (»Schlagerl«) auftreten. Eine Eigenart der gehirnbedingten Schlafstörung ist, dass sie vom Betroffenen eher wahrgenommen wird als die Verengungs-Apnoe.

Steht der Atem still, sinkt der Sauerstoffgehalt im Blut. In dieser Folge muss das Herz stärker arbeiten, um den Blutfluss aufrecht zu erhalten. Dies führt aber auch zu einer Erhöhung des Blutdrucks, der nicht selten auch nach Wiedereinsetzen der Atmung auf erhöhten Werten bleibt. Bedroht ist der Apnoiker auch von Herzrhythmusstörungen. Ausgedehnte Untersuchungen beschäftigen sich mit der Frage, ob der plötzlich im Schlaf eintretende Tod auf schlafbedingte Herzrhythmusstörungen zurückzuführen ist.

Die Bedeutung von Risikofaktoren

Übergewicht

Besonders häufig zeigt sich Schlafapnoe bei übergewichtigen Menschen. Etwa 2/3 aller Patienten mit Schlafapnoe sind übergewichtig.

Die Beziehung zum Gewicht zeigt sich auch am Verlauf der Übergewichtigkeit: Nehmen übergewichtige Schlafapnoiker ab, bessert sich das Beschwerdebild. Nehmen sie zu, verschlimmert sich die Krankheit.

Der Rachenkollaps lässt sich auf eine Zunahme der Gewebsmassen im Hals zurückführen. Bei Menschen mit Schlafapnoe ist der Rachenraum schon im Wachzustand enger als bei beschwerdefreien Normalschläfern.

Als Ursache dafür fand man – festgestellt mittels Computertomographie – bei den Schlafapnoe-Patienten ausgeprägte Fettpolster beidseits, jeweils seitlich des Schlundes. Die Schwere der Schlafapnoe steigt mit der Zunahme der Fetteinlagerung.

Insgesamt entsteht die Schlafapnoe also dadurch, dass Nackenfett von außen auf den Rachen drückt und diesen einengt. Da die Muskulatur des Rachens während des Schlafes erschlafft, kann sie dem Druck von außen nicht mehr ausreichenden Widerstand entgegensetzen.

Was versteht man unter Übergewicht?

Normalgewicht und Übergewicht werden heute nach dem Body-Mass-Index (BMI) klassifiziert und man erhält ihn, indem man das Körpergewicht in Kilogramm durch die Größe in Metern zum Quadrat dividiert.

Beispiel: Mensch mit 100 kg Gewicht und 2 m Größe.
100 dividiert durch 4 ergibt den BMI von 25.

Über einem BMI von 25 spricht man von Übergewicht, der BMI über 30 zeigt »Fettsucht« an, der BMI über 40 krankhafte Fettsucht.

Der BMI von Schlafapnoikern liegt häufig über 30.

Da das Fett im Nacken für die Entstehung der Schlafapnoe offenbar eine große Bedeutung hat, sollte man in der Diagnostik dazu übergehen, den Nackenumfang zu messen (siehe dazu auch Selbsttest 2, Seite 88).

Die Erklärung, warum mehr als 1/3 der **normalgewichtigen Menschen** unter Schlafapnoe leidet, wurde in den letzten Jahren gefunden. Viele der normalgewichtigen Schlafapnoiker hatten – ebenso wie übergewichtige Patienten – stärkere Fettgewebsmassen seitlich des Rachens.

Anatomische Abweichungen vom Normalzustand im Ober- und Unterkiefer können ebenfalls zu Schlafapnoe führen. Als gesicherte Ursache gilt die Verkürzung des Unterkiefers, was auch zur Mundatmung in der Kindheit führt.

Damit sich die untere Gesichtshälfte normal entwickeln kann, bedarf es von Anfang an des Druckes der Zunge an den harten Gaumen bei geschlossenem Mund. Wird die Nasenatmung etwa durch Polypen oder Mandeln behindert, führt dies über die Mundatmung zu einer Verkürzung des Unterkiefers. Abwenden lässt sich dies durch die rechtzeitige operative Entfernung von großen Polypen und Mandeln.

Dies bedenkend, verwundert es nicht, dass es Fälle von Schlafapnoe auch bei Kindern gibt. In der Häufigkeit unterscheiden sich Knaben und Mädchen nicht voneinander. Im Vorschulalter ist bei ca. 100 Kindern mit zwei bis vier Schlafapnoikern zu rechnen. Ursächlich am häufigsten anzutreffen sind stark vergrößerte Rachenmandeln.

Bei Männern sind **Übergewichtige** häufiger von Schlafapnoe betroffen, der Anteil normalgewichtiger oder besonders schlanker Männer ist dennoch beträchtlich. Ob Übergewicht für die Atemstillstandsphasen verantwortlich ist oder umgekehrt das Apnoesyndrom durch Störungen der Gehirnfunktionen beim Patienten einen verstärkten Essreiz und damit Übergewicht auslöst, ist nicht geklärt. 2/3 der Apnoiker sind übergewichtig – fast alle klagen über verstärkten Appetit. Fraglich ist, ob die Nahrungsaufnahme auch die sonst bestehenden psychischen Veränderungen und Probleme im Alltag ausgleichen soll.

Schlafapnoe hat eine enge Beziehung zum Gewicht

- Die Menschen werden immer »schwerer«.
- Über 40 % der Bevölkerung haben einen BMI über 25.
- 17 % haben einen BMI über 30.
- 1,5 % haben einen BMI über 40.
- Je dicker man ist, umso ausgeprägter verläuft Schlafapnoe.
- Eine Gewichtsreduktion bessert oder beseitigt die Schlafapnoe.

Frauen sind bis zum Wechsel meist von Schlafapnoe verschont. Der Grund liegt im Bau der weiblichen Kehle und im Wirken der weiblichen Sexualhormone.

Nach dem Wechsel, in der Menopause, ändert sich das und der Unterschied in der Häufigkeit einer Schlafapnoe zwischen Mann und Frau wird zunehmend kleiner.

Alkohol

Alkohol, Beruhigungsmittel (Tranquilizer) und Schlafmittel (Hypnotika) verursachen ebenfalls eine Abnahme der Muskelspannung bis zum Kollabieren der Atemwege.

Alkohol führt schon beim Gesunden zu einer Verlangsamung aller Kontrollmechanismen des Atemzentrums und auch zu einer Erschlaffung des Atemzentrums.

Bei stärkerem Alkoholgenuss können Menschen, die sonst zum »einfachen« Schnarchen neigen, Atemaussetzer haben. Bei Menschen, die unter Schlafapnoe leiden, verstärkt und verlängert Alkohol die Phasen der Atemstillstände, und es können je nach Schweregrad der Symptome lebensbedrohliche Situationen entstehen.

Die meisten Menschen mit Verengungs-Apnoe haben keine sichtbaren anatomischen Auffälligkeiten, welche die Atmung beeinflussen könnten.

Beim kleineren Teil der Apnoe-Schnarcher dagegen sieht man kleine Kiefer, große Zungen und vergrößerte Mandeln. Nicht selten ist eine stärkere Ansammlung von Fett und Bindegewebe am Hals zu beobachten, die den normalen Luftfluss blockieren.

Besonders schlimm dran sind jene Patienten, die alle nachteiligen, krankheitsfördernden Umstände aufweisen.

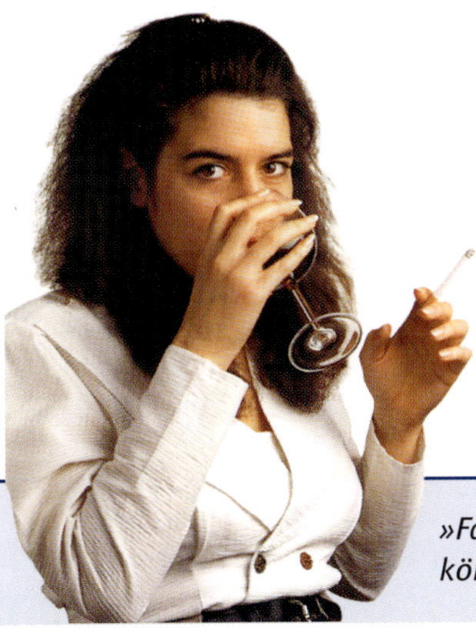

»Falsche Freunde« – Alkohol und Nikotin. Beide können Probleme zudecken, aber nicht lösen!

Risikofaktoren für Schnarchen mit Atemstillstand:

- Starke Fettgewebspolster seitlich des Rachens
- Anatomische Abweichungen von Ober- und Unterkiefer
- Verlegung der Nasenwege durch Mandeln und Polypen
- Übergewicht
- Alkohol
- Schlaf- und Beruhigungsmittel
- Schlafposition
- Schlafentzug
- REM-Schlaf
- Langjähriges Schnarchen
- Rauchen
- Familiäres Schnarchen
- Alter
- Herz- und Lungenleiden

Schlafposition

Schläft man auf dem Rücken, sinkt das Gaumensegel der Schwerkraft an der Rachenhinterwand folgend, hinunter. Demgemäß zeigen sich die meisten Atemaussetzer auch in Rückenlage.

Bei nicht wenigen Menschen beobachtet man Folgendes: Sie wechseln zwischen normalen Schlafphasen und Atemstillständen. Die Erklärung dafür ist meist dieselbe. Es sind Menschen, die in der Seitenlage noch normal atmen oder »normal« schnarchen. Drehen sie sich dagegen auf den Rücken, fällt der Schlund zusammen und Atemaussetzer treten auf.

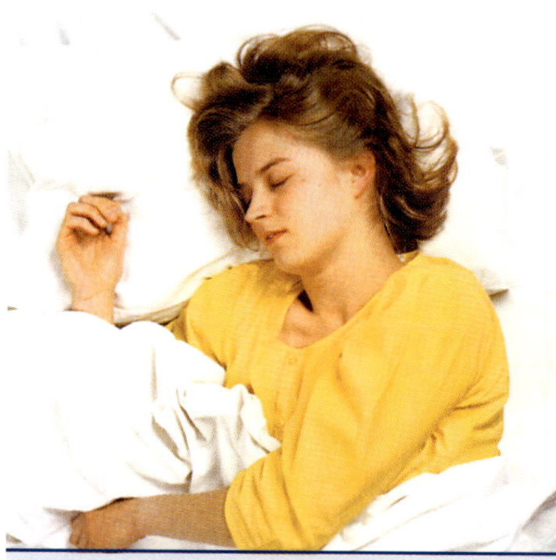

Rückenschlaf fördert Schnarchen und Apnoe.

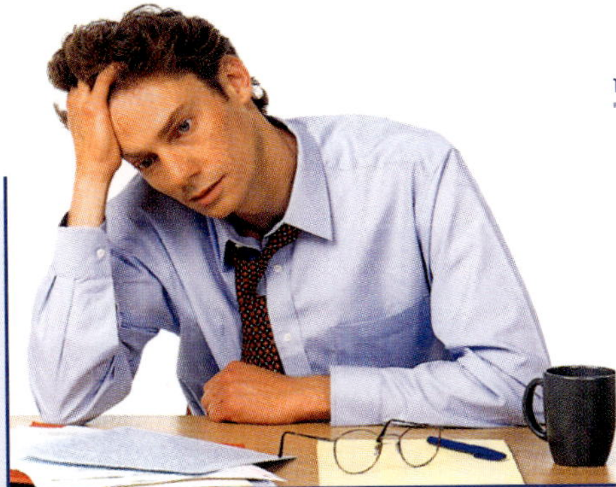

Schlafentzug kann nächtliche Atemaussetzer fördern und Tagesmüdigkeit hervorrufen.

Schlafentzug

Nach einem längeren Schlafdefizit entspannt sich die Rachenmuskulatur im Schlaf stärker als sonst. Gemeinsam mit der Erhöhung der Weckschwelle werden dadurch Atemaussetzer gefördert.

Schnarchen

Die Erfahrung einerseits und wiederholte Befragungen von schnarchenden Menschen und deren Schlafpartnern andererseits haben gezeigt: Viele Apnoe-Patienten berichten von einer langjährigen Schnarchgeschichte. Dem Beginn ihrer Apnoe-Krankheit sind Jahre oder Jahrzehnte durchgeschnarchter Nächte (mit »normalem« Schnarchen) vorangegangen. Es ist demnach durchaus möglich, dass sonst unauffälliges Schnarchen ein eigener Risikofaktor für das Entstehen einer Schlafapnoe sein kann.

REM-Schlaf

Für die Beobachtung von Atemaussetzern nur im REM-Schlaf wird als Begründung angegeben, dass in der REM-Schlafphase die Muskeln des Rachens am ehesten erschlafft sind. Viel spricht aber für eine andere Erklärung: In der REM-Phase ist es schwieriger, den Schläfer zu wecken. Sind die oberen Atemwege verschlossen, kommt es daher erst später zu einer Weckreaktion als im Nicht-REM-Schlaf. Deshalb dauern die Atemstillstände im REM-Schlaf viel länger und die Sauerstoffuntersättigung ist wesentlich ausgeprägter. Zudem zeigt sich die REM-Phase öfter in Rückenlage.

Schließlich können sich alle Umstände summieren und gegenseitig verstärken.

Familiäres Schnarchen

Das Risiko, an Schlafapnoe zu erkranken, nimmt – je nach der Zahl der betroffenen Angehörigen – um das 2- bis 4fache zu.

Rauchen

Raucher sind öfter von Schlafapnoe betroffen. Warum Rauchen die Schlafapnoe begünstigt, ist unklar. Diskutiert werden rauchbedingte Entzündungen des Rachenraums. Diese führen zu einer Schleimhautschwellung, welche zur Verengung des Atemlochs beiträgt.

Schlafapnoe und Alter

Atemaussetzer im Schlaf werden mit zunehmendem Alter häufiger. Gleichzeitig wissen wir, dass viele Apnoiker keine Symptome haben, demnach auch kein Schlafapnoe-Syndrom, also nicht krank im eigentlichen Sinne sind.

Lange Zeit fraglich war auch der Umstand, dass Menschen mit Apnoe vor dem 65. Lebensjahr deutliche, nach dem 65. Lebensjahr wenig oder keine Beschwerden hatten. Andererseits ist das Schlafapnoe-Syndrom vor dem 45. Lebensjahr selten.

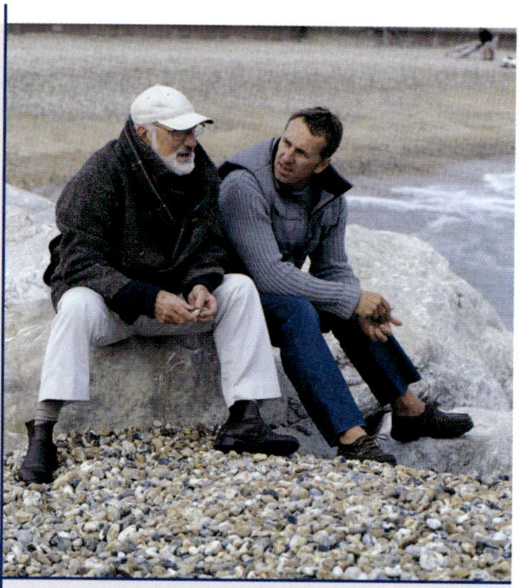

Ein Vorteil: ältere Menschen haben seltener »Apnoe«-Beschwerden.

Studien haben nun gezeigt, dass ältere Menschen seltener unter dem Schlafapnoe-Syndrom leiden, seltener schwere Atemaussetzer von über 20 pro Stunde haben und auch nur eine geringere Sauerstoffuntersättigung aufweisen.

Man hat weiter geforscht und zwei Patientengruppen geschaffen. In der einen Gruppe entstehen die Atemaussetzer durch ein Zusammenfallen des Rachens und in der anderen Gruppe sind die Atemaussetzer auf eine Störung im Gehirn zurückzuführen. Diese Störung wird bekanntlich als **»zentrale Apnoe«** bezeichnet. Diese Aufschlüsselung in die zwei besagten Gruppen ergab interessante Ergebnisse: Bis zum 65. Lebensjahr sind die Atemaussetzer fast immer auf einen Kollaps des Rachens zurückzuführen, während die Zunahme der Atemaussetzer nach dem 65. Lebensjahr durch vermehrte zentral bedingte Apnoe und Minderatmer (Hypopnoen) zustande kommen. Dass die »Alters-Atemaussetzer« milder verlaufen, kann mit einem normalen Alterungsvorgang zusammenhängen.

Zusätzlich liegen viele Hinweise darauf vor, dass eine leichte oder mittelschwere Schlafapnoe für die Gesundheit im Alter einen immer geringeren Stellenwert hat.

Schlafapnoe bei Kindern

Seit etwa 30 Jahren sind Fälle von Schlafapnoe bei Kindern und Säuglingen bekannt und untersucht.

Am häufigsten tritt die Störung in der Gruppe der 2- bis 5-jährigen Kinder auf. Die Gründe dafür sind am ehesten die in dieser Altersgruppe besonders großen Mandeln im immer noch engen Rachenraum. Mädchen sind gleich häufig davon betroffen wie Knaben.

Wiewohl auch der zahlenmäßige Kenntnisstand über Schnarchen und Schlafapnoe bei Kindern nicht allzu groß ist, geht man heute von folgenden Prozentsätzen aus:

- 5 – 10 % aller Kinder zwischen dem 4. und 6. Lebensjahr schnarchen.
- 0,7 – 3,5 % der Vorschulkinder leiden an Schlafapnoe.

Die Entstehungsgeschichte der Schlafapnoe ist bei Kindern in der Regel anders als bei Erwachsenen. Nur ein geringer Teil der Kinder mit Schlafapnoe ist übergewichtig und eine verstärkte Fetteinlagerung in das Halsgewebe ist bei Kindern ebenfalls selten vorhanden.

Praktisch alleinige Hauptursache ist bei Kindern das »lymphatische« Gewebe. Dazu zählen Mandeln und Polypen. Die im Vergleich mit den sonstigen Maßen »übergroßen« Mandeln und Polypen engen im Einzelfall die Atemwege hochgradig ein. Treten Atemstillstände auf, lässt sich beim einzelnen Kind dennoch kein sicherer Rückschluss treffen auf die Größe von Mandeln und Polypen.

Symptome des Schlafapnoe-Syndroms bei Kindern:

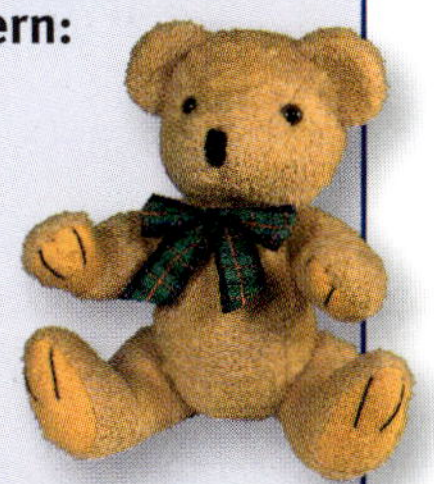

- Atemaussetzer
- Schnarchen
- Ruhelosigkeit
- Schwitzen
- Tagsüber Atmen durch den Mund
- Reizbarkeit und Aggressivität
- Lernprobleme

Kinder mit Apnoe-Syndrom verhalten sich auch hinsichtlich der Symptome anders. Die auffällige Tagesmüdigkeit des apnoischen Erwachsenen ist bei Kindern seltener zu sehen.

Eltern berichten vorwiegend über auffälliges Atmen, Atemaussetzer, Schnarchen, Schwitzen und Ruhelosigkeit. Manche Kinder nehmen auch eigenartige

Schlafpositionen ein, vermutlich um das Zusammenfallen der Atemwege zu verhindern. Sind – wie meist – Polypen und Mandeln die Schuldigen an der Apnoe, dann atmen diese Kinder wegen der behinderten Nasenatmung auch tagsüber durch den Mund.

Ein Teil der apnoischen Kinder bekommt Schulprobleme. Die Gründe dafür sind Überaktivität, Reizbarkeit und Stimmungsschwankungen.

Hochinteressant ist die Beobachtung von übergewichtigen Kindern mit Schlafapnoe: Sie haben seltener die typischen Symptome (siehe oben) der normalgewichtigen Schlafapnoe-Kinder!

Ist das übergroße lymphatische Gewebe der Grund für die Apnoe, werden die davon betroffenen Kinder beschwerdefrei, wenn das überschüssige Gewebe operativ entfernt wird.

Sind nicht das lymphatische Gewebe, Nasenverengungen oder andere Anomalien des Gesichtsschädels die Ursache für die Schlafapnoe, erfolgt die Behandlung ebenso mit CPAP-Therapie wie beim Erwachsenen. Als Besonderheit für Kinder ergibt sich die notwendige Druckänderung mit dem Wachstum.

Die Einstellgrößen für den Druck und auch die Masken müssen den geänderten Wachstumsverhältnissen jeweils angepasst werden.

Folgen der Schlafapnoe

Das Gefühl, krank zu sein

Atemaussetzer im Schlaf führen zu Sauerstoffmangel. Der massive, gewitterartige Sturm auf das innere Nervensystem während der unzähligen Weckreaktionen des Gehirns erzeugt einen inneren Dauerstress. In jeder Nacht kommt es unablässig zu großen Druckschwankungen. Jede einzelne Folge dieser krankhaften Vorgänge würde ausreichen, den betroffenen Organismus krank im Sinn des Wortes zu machen.

Was die Schlafapnoe bewirkt:

- Krankheitsgefühl
- Verlust der »Nachtruhe«
- Sauerstoffmangel
- Nervöser Dauerstress
- »Down« während des Tages
- Keine sichere Verkehrstüchtigkeit
- Druckschwankungen im Brustkorb erzeugen Bluthochdruck und Herzrhythmusstörungen

Betroffene Patienten fühlen sich in der Regel nicht gesund, die Mehrzahl fühlt sich »unrund-krank«.

Eine im Durchschnitt auffällige Zahl der Menschen mit Atemaussetzern hat hohen Blutdruck, im weiteren Verlauf der Krankheit Herzschwäche und Herzrhythmusstörungen.

Im Einzelnen ist immer die Frage zu klären, wie viel von diesem Krankheitsbündel auf das Konto des Schlafapnoe-Syndroms geht.

Nächtlicher Sauerstoffmangel

Während der Atemaussetzer ist der Gasaustausch in den Lungenbläschen blockiert, steht still. Es wird kein Sauerstoff aufgenommen und kein Kohlendioxid an die Atemluft abgegeben. Die Körperzellen machen dabei jedoch nicht mit – das Leben geht ja weiter.

In allen Zellen des Körpers wird weiter Sauerstoff verbraucht und dabei dem Blut entzogen, gleichzeitig wird weiterhin Kohlendioxid an das Blut abgegeben. Im Körper herrschen also zwei »Szenen« vor: Sauerstoffmangel in Lunge, Blut und Körperzellen sowie Kohlendioxidüberschuss im Blut. Die Mangelsituation wird vom Körper umso schlechter toleriert, je stärker das Übergewicht ist, denn: Bei Übergewicht ist jeglicher Bedarf erhöht. Dies bedeutet, dass sich während der Atemaussetzer bei Übergewichtigen der Sauerstoffmangel früher bemerkbar macht. Dauern die Atemaussetzer länger, wirkt sich der Sauerstoffmangel umso stärker aus.

Dauerstress im Nervensystem

Wenige Sekunden nach dem Verschluss des Atemloches schaltet der Körper auf Alarm. Im Zentrum der Weckreaktion steht einer der Hauptnerven im inneren Nervensystem, der Sympathikus.

Der Sympathikus ist zuständig für leistungsorientierte Reaktionen des Körpers, wenn Angriff, Verteidigung und Abwehr lebensbedrohlicher Zustände gefragt sind.

Die **Folgen der Sympathikusaktivierung** sind

- beschleunigter Herzschlag bis zum Herzrasen
- steil ansteigender Blutdruck
- Ausschüttung von Adrenalin aus der Nebenniere

Die Adrenalinüberschüttung des Körpers steigert ihrerseits nochmals alle Alarmreaktionen und heizt die Stresssituation noch weiter an. Das Stresshormon Adrenalin fördert alle Arten von unregelmäßigem Herzschlag, dies stört den Stoffwechsel des Herzens. Dem Herzen droht Gefahr besonders dann, wenn schon vorgeschädigte, verengte Kranzgefäße vorhanden sind. Für diese Annahme spricht die Beobachtung gehäufter Herzrhythmusstörungen nach einer Apnoe-Attacke.

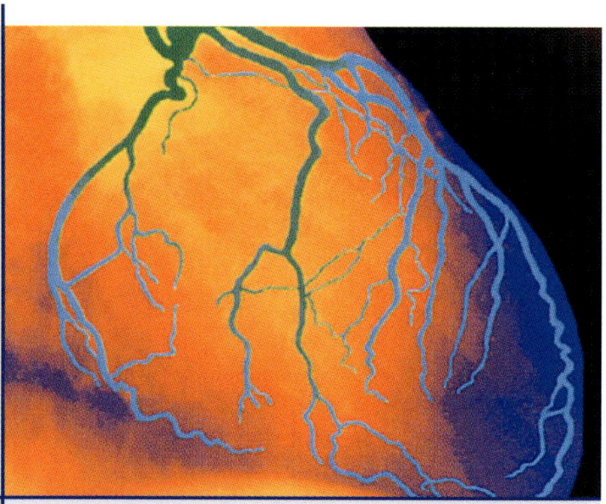

Häufige Folgen der nächtlichen Atemaussetzer sind Herzrhythmusstörungen und Verengungen der Kranzgefäße.

Das Ende der Nachtruhe

Die Atemaussetzer sind die Auslöser von Alarmreaktionen, die schließlich das Ersticken verhindern sollen. Der innere Alarm soll als erster das Gehirn »wecken«. Dieses reagiert mit einer Veränderung der Hirnströme. Der betroffene Patient wird in eine nervöse Panik getrieben, er wird unruhig und kann sekundenweise aufwachen. Das Wecken spannt die Rachenmuskeln, das Atemloch wird wieder frei und mit lautem Schnarchen setzt die Atmung wieder ein. Gleich darauf erschlaffen die Rachenmuskel wieder und verschließen die Atmung. Das grausame Spiel beginnt von neuem – dies jede Nacht 100- bis 300-mal oder noch öfter. Dies hat zur Folge, dass der Schläfer nicht mehr in die Lage kommt, in ein Tiefschlafstadium einzutauchen.

Die Auswirkungen auf den Patienten entsprechen einem massiven **Schlafentzug.** Schlafentzug zeigt sich in Müdigkeit, Schwierigkeit bei intellektuellen Leistungen, Aggression und Reizbarkeit. Der Patient vermag den normalen Anforderungen des Alltags nicht mehr zu genügen, was zu Ängstlichkeit und Depression führt. Das Ende der Nachtruhe wirkt sich auf die Umgebung und jegliche **Partnerschaft** verheerend aus. Der ehemals agile und kommunikative Mensch, nunmehr »Patient«, ist nur mehr ein Schatten seiner selbst. Freunde ziehen sich zurück, die Partnerschaft wird einer schweren Geduldsprobe unterworfen, zumal auch das Sexualleben vertrocknet. Mit der Qualität beruflicher Leistungen geht es bergab, was einen Teufelskreis an Schwierigkeiten in Gang setzen kann.

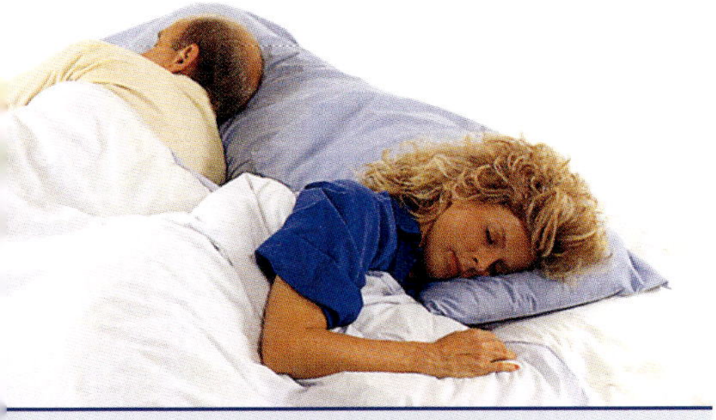

Schlafapnoe kann das Ende der Partnerschaft einläuten.

Untersuchungen haben bewiesen, dass die Müdigkeit der Schlafapnoe-Patienten vorwiegend durch die Zerrüttung der Nacht und nur wenig durch den Sauerstoffmangel zustande kommt.

Die Verstärkung des Teufelskreises beginnt in der nächsten Nacht. Die schon bestehende Müdigkeit fördert die Erschlaffung der Rachenmuskeln, was die Apnoe-Anfälligkeit wiederum verstärkt. Atemaussetzer machen weiter müde und so dreht sich das Teufelsrad immer weiter.

Apnoe und Autofahren

Müdigkeit ist eine häufige Ursache für Verkehrsunfälle. Es wundert einen daher nicht, wenn Untersuchungen ein drei- bis siebenfach erhöhtes Unfallrisiko für Apnoe-Patienten ergeben. Die kritische Schwelle dafür liegt bei der Marke »25«. Nur jene Patienten, die nicht mehr als 25 Atemaussetzer pro Stunde haben, liegen in der Verkehrsstatistik gleich auf mit Verkehrsteilnehmern ohne Atemaussetzer. Dass insgesamt nicht mehr Unfälle von Apnoe-Patienten verursacht werden, liegt wahrscheinlich daran, dass diese Patientengruppe einfach vorsichtiger, langsamer oder seltener fährt.

In einer Befragung von Auto fahrenden Apnoe-Patienten hat sich als wesentliche Antwort ergeben, dass jeder 2. Patient mit mehr als 75 Atemaussetzern pro Stunde wenigstens 1-mal pro Woche am Steuer einnickt.

Auto fahrende Patienten in der höchsten Risikogruppe sind jene, die besonders stark unter **Tagesmüdigkeit** klagen und die auch bisher schon unverhältnismäßig oft in **Unfälle** verwickelt waren. Immer erstaunlich ist die Normalisierung der Fahrsicherheit schon kurz nach Einleitung einer Behandlung.

Zu denken gibt die Tatsache des häufigen Vorkommens von Schlafapnoe bei Berufsfahrern. Eine Fernfahrerstudie in den USA hat einen 10 %igen Anteil ergeben! Erklärt wird dies mit dem Wenig-Schlafen von Berufsfahrern. Wenig Schlafen oder Schlafentzug fördert ja die Erschlaffung der Rachenmuskeln und damit Atemaussetzer – diese wiederum Müdigkeit u. s. w.

Druckschwankungen im Brustkorb

Ist das Atemloch für ein- und ausgeatmete Luft verschlossen, kann der Unterdruck im Brustkorb nicht ausgeglichen werden. Dadurch entstehen Druckschwankungen von bis zu 100 mbar am Ende des Atemstillstandes. Wieso kommt es dazu?

Auch wenn die Atemwege verlegt sind, arbeiten Brustmuskeln und der Zwerchfellmuskel weiter. Der Brustkorb erweitert sich rhythmisch und das Zwerchfell bewegt sich wie gewohnt nach unten. Das Ziel ist ja die Erzeugung von Unterdruck, um Luft ansaugen zu können.

Der Unterdruck dient aber auch dazu, um verbrauchtes Venenblut aus dem Körper in den Brustkorb zu saugen. Dort angelangt, muss es ständig vom Herzen weitergepumpt werden. So wird verständlich, dass der Unterdruck auch die Pumpfunktion des Herzens behindert. Die Mehrbelastung des Herzmuskels wird demnach direkt durch die Druckschwankungen ausgelöst.

Komplikationen der Schlafapnoe

Herz-Kreislauf

Menschen, die unter Schlafapnoe leiden, haben ein mehrfach erhöhtes Risiko, lebensverkürzende und lebensbedrohliche Krankheiten des Herz-Kreislauf-Systems zu bekommen.

Wie stark erhöht sich das Risiko bei Schlafapnoe?

Bluthochdruck: zweifach

Angina pectoris: dreifach

Hirndurchblutungsstörung: vierfach

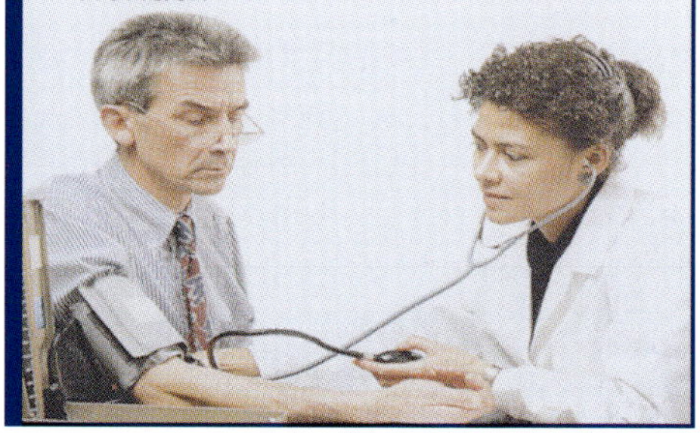

Auffallend unter Menschen mit Schlafapnoe ist das häufigere Vorkommen von Herzrhythmusstörungen, Herzinfarkt und Schlaganfall – eine Folge der oben genannten Veränderungen während der Atemaussetzer.

Alle Daten und Zahlen beziehen sich hier immer auf das schwere Schlafapnoe-Syndrom. Die Probleme sind nicht zu sehen bei leichtem und mittelschwerem Krankheitsbild.

Die Gefäßbeteiligung beim schweren Apnoe-Syndrom ist auf den Stresseinfluss (»Weckreaktion« – Adrenalinausstoß) zurückzuführen. Die Dauerschäden an den Gefäßen sind den abrupten Drucksteigerungen anzulasten.

Herzkranzgefäße

Angina pectoris kommt bei Schlafapnoe-Patienten als Krankheit der Herzkranzgefäße ebenso häufiger vor wie dessen Komplikation, der Herzinfarkt.

Mittels Langzeit-EKG-Untersuchungen ließ sich aber auch zeigen, dass sich die Durchblutungsverhältnisse im Herzmuskel mit Einsetzen der Apnoe-Behandlung deutlich bessern.

Unklar ist, ob die Apnoe direkt an der Verkalkung der Kranzgefäße mitwirkt, oder ob diese »nur« Folge des Sauerstoffmangels und des nächtlichen Stresses ist.

Viele Erklärungen stehen zwar noch aus, eines scheint gesichert zu sein: Für den bereits herzkranken Menschen stellt ein Schlafapnoe-Syndrom eine zusätzliche Belastung dar.

Krankheit der rechten Herzkammer

Der Abfall der Sauerstoffkonzentration in den Lungenbläschen während der Atemaussetzer hat in der Lungenstrombahn einen normalen Körperreflex zur Folge: Die Blutgefäße in der Lunge verengen sich. Die Folge davon ist eine Mehrarbeit der rechten Herzkammer, die nun gegen einen erhöhten Widerstand das Blut in die Lungen pumpen muss.

Gefährdet werden durch diesen Mechanismus Menschen, die auch unter verengten Bronchien (Asthma, COPD), Übergewicht oder einer Schwäche der Atemmuskulatur leiden.

Der sonst gesunde Schlafapnoiker ist durchaus in der Lage, die Folgen der Sauerstoffuntersättigung zwischen den Atemaussetzern auszugleichen.

Wiederholt sich der Apnoe-Vorgang bei der Gruppe vorgeschädigter Menschen mehrmals hintereinander, erlahmt der schwächere rechte Herzmuskel und es kommt zur Blutstauung.

Flüssigkeit tritt aus den Blutgefäßen in das umgebende Gewebe – erkennbar an geschwollenen Fußknöcheln, im Volksmund auch »Wassersucht« genannt.

Die Komplikation ist nicht selten, findet man doch unter 1.000 Apnoe-Patienten 30 Menschen mit verengten Atemwegen.

Was ist wichtig für Diagnose und Behandlung?

Die Diagnose beginnt mit dem Besuch beim Hausarzt oder Facharzt.

Basis sind die bisherige Krankengeschichte und die Beschreibung des Schlafes durch den »Bettpartner«. Ergeben sich daraus Hinweise auf das Vorliegen eines Schlapnoe-Syndroms, muss der Schlaf genau analysiert werden.

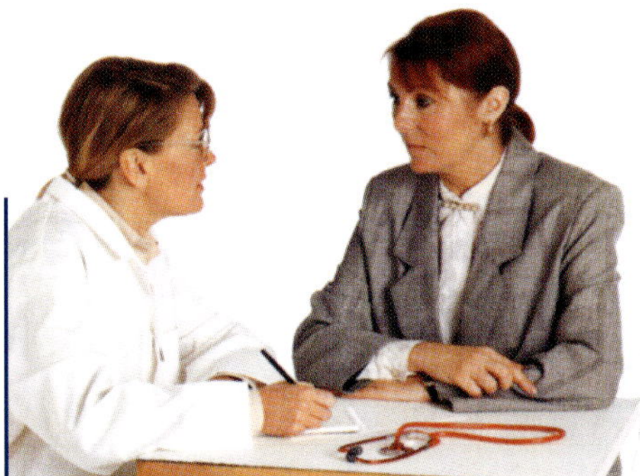

Die Diagnose beginnt mit dem Besuch beim Arzt.

Apnoe-Patienten schnarchen fast immer. Das Schnarchgeräusch ist auf das Flattern der Weichteile im Rachen im Atemwind zurückzuführen. Schnarchen setzt ein, wenn die Weckreaktion nach einem Atemaussetzer zur neuerlichen Spannung der Rachenmuskeln führt und sich das Atemloch wieder öffnet.

Das **Schnarchen des Apnoikers** ist jedoch immer von anderer Qualität als das des »Normalschnarchers«. Das Apnoe-Schnarchen hört sich wie eine Explosion an, die nach einer Atempause auftritt und nach der nächsten Atempause wieder »ertönt«. Diagnostisch hinweisend ist nicht der bloße Umstand des Schnarchens, sondern die Art, wie geschnarcht wird. Wir wissen schließlich: Fast 73 % aller Männer und Frauen schnarchen mehr oder weniger regelmäßig. Zur Erst-(Verdachts)diagnose trägt immer der Schlafpartner bei. Er/sie berichtet von explosionsartigen Schnarchperioden mit Atemaussetzern – die vom »Mithörer« als extrem beunruhigend empfunden und geschildert werden. Wenn der Schlafpartner lange Atemaussetzer bemerkt, ist die zukünftige Diagnose »Schlafapnoe-Syndrom« praktisch schon gesichert.

Müdigkeit des Apnoikers und das Gefühl ständig übermüdet zu sein, sind dann zu erwarten, wenn es zu mehr als 15 Atemaussetzern pro Stunde kommt.

Die Müdigkeit bekommt die spezielle Bedeutung nur im Zusammenhang mit Atemaussetzern, denn: 1 bis 2 Drittel der erwachsenen Gesamtbevölkerung klagen über »Müdigkeit«, ohne nächtliche Atemaussetzer zu haben.

Ist das Krankheitsbild noch »jung«, also am Beginn der Krankheit, werden die müden Apnoe-Menschen erst dann auffällig, wenn monotone Tätigkeiten absolviert werden wie etwa Fernsehen oder langes Autofahren.

Im fortgeschrittenen Stadium kann der Schlafapnoiker das Aufmerksamkeitsdefizit auch bei höheren Aufgaben nicht mehr unterdrücken.

Es ist jene Zeit, in der Schlafapnoiker Probleme mit der Umwelt am Arbeitsplatz und im Privatleben kriegen.

Der Weg zur Diagnose:

- Krankengeschichte
- Schilderung des Bettgenossen
- Selbsttest
- Schlaflabor

Symptome der Schlafapnoe:

Hauptsymptome

- Explosionsartiges Schnarchen
- Atemaussetzer
- Müdigkeit mit Einschlafneigung am Tage

Nebensymptome

- Morgens: Kopfschmerzen, Abgeschlagenheit, Mundtrockenheit
- Minderung von Gedächtnis und Konzentration
- Veränderungen der Persönlichkeit und des Gefühlslebens
- Behinderte Nasenatmung
- Nächtlicher Harndrang
- Störungen von Potenz und Libido

Selbsttest auf Schlafapnoe – Test 1

Beim folgenden Test liegt eine Schlafapnoe mit großer Sicherheit nicht vor, wenn Sie weniger als 14 Punkte zusammen bekommen. Bei einer Punkteanzahl von bis zu 28 macht es dagegen Sinn, das Thema Schlafen gelegentlich mit Ihrem Arzt zu besprechen. Haben Sie mehr als 28 Punkte auf dem »Schlafkonto«, sollten Sie unverzüglich zum Arzt gehen, um das wahrscheinlich vorliegende Problem »Schlafapnoe« einer ausführlichen Klärung zuzuführen.

Im Test erhalten Sie für ein »häufig« 3 Punkte, für ein »manchmal« 2 Punkte, für ein »selten« 1 Punkt und für »nie« 0 Punkte. Zählen Sie am Ende die Punkte zusammen.

Schnarchen Sie?

Häufig (3) Manchmal (2) Selten (1) Nie (0)

Wenn Sie schnarchen, seit wann schnarchen Sie?

Immer schon (3) Seit einiger Zeit (2) Jetzt weniger als früher (1)

Ist Ihr Schlaf unruhig?

Fast immer (3) Manchmal (2) Sehr selten (1) Nie (0)

Wachen Sie nachts auf und haben Sie dann das Gefühl, »keine Luft zu bekommen«?

Oft (3) Manchmal (2) Sehr selten (1) Nie (0)

Wie oft müssen Sie nachts wegen Harndrang aufstehen?

Öfter als dreimal (3) Höchstens 2-3mal (1) Nie öfter als 1mal (0)

Hat Ihnen Ihr Bettpartner berichtet, dass Ihre Atmung im Schlaf aussetzt?

Ja, schon oft (3) Ein paar mal (2) Ganz selten (1) Nie (0)

Leiden Sie nach dem Aufwachen an Kopfschmerzen?

Ja, oft (3) Manchmal (2) Sehr selten (1) Nie (1)

Sind Sie nach dem Aufwachen...?

Gerädert und erschöpft (3) Öfters müde (1) »Erquickt« und erholt (0)

Atmen Sie gut und normal durch die Nase ein und aus?

Praktisch nie (3) Eher nicht (2) selten (1) Immer (0)

Sind Sie übergewichtig und wenn wie stark?

BMI* > 30 (3) BMI < 30 (2) Nein (0)

Plagt Sie auffällige Atemnot bei körperlicher Anstrengung?

Oft (3) Manchmal (2) Selten (1) Nie(0)

Verspüren Sie ein Nachlassen Ihrer Leistungsfähigkeit?

Ja, sehr stark (3) Ja, merklich (2) Ein bisschen (1) Nein (0)

Kennen Sie blutsverwandte Familienangehörige, bei denen eine »Tagesschläfrigkeit« diagnostiziert wurde?

Ja (3) Nein (1)

Sind Sie selbst tagsüber auffällig müde und wird Ihnen besondere Müdigkeit nachgesagt?

Sehr häufig (3) Immer wieder einmal (2) Manchmal (1) Nie (0)

Kommt es vor, dass Sie tagsüber unbeabsichtigt einschlafen?

Oft (3) Manchmal (2) Selten (1) Nie (0)

Haben Sie unerklärliche Gedächtnislücken?

Sehr oft (3) Manchmal (2) Selten (1) Nie (0)

Fühlen Sie sich in letzter Zeit niedergeschlagen, reizbar oder antriebslos?

Ja, sehr stark (3) Immer wieder einmal (2) Selten (1) Nie (0)

---

* Body-Mass-Index siehe Seite 71

Selbsttest auf Schlafapnoe – Test 2

	Ja	Nein
Habe ich hohen Blutdruck?	1	0
Schnarche ich?	2	0
Bemerkt mein Schlafpartner Atemaussetzer?	2	0

Nun zähle ich die gesammelten Punkte zusammen und gehe hinunter in jene Spalte, in der meinem Halsumfang die entsprechende Ziffer oder Zahl gegenübersteht. Das ist das Endergebnis.

Beispiel: Ich erreiche die Punktezahl 3 und habe Halsumfang 40.
Mein Endergebnis beträgt 13.

Erreichte Punkteanzahl

Halsumfang in cm	0	2	4	1	3	5
28	0	0	1	0	1	2
30	0	0	1	1	1	4
32	0	1	2	1	3	5
34	1	2	3	2	4	8
36	1	3	5	4	6	11
38	2	4	7	5	9	16
40	3	6	10	8	13	22
42	5	8	14	11	18	30
44	7	12	20	15	25	42
46	10	16	28	21	35	58
48	14	23	38	29	48	80
50	19	32	53	40	66	110

Punktebewertung:

Unter sechs Punkten ist der Verdacht auf eine Schlafapnoe ausgeräumt. Beträgt die Punkteanzahl mehr als 15, ist der Verdacht auf eine Schlafapnoe mit einer Wahrscheinlichkeit von 81 % anzunehmen.

Bei jeder Punkteanzahl dazwischen ist weiterhin Vorsucht angebracht und die Diagnosefühler sollen weiterhin ausgestreckt bleiben.

Die größere, weiterführende Diagnostik erfolgt im Schlaflabor, um festzustellen, ob die Atemaussetzer zu Weckreaktionen und Schlafstörungen führen und die Beschwerden des Patienten erklären können. Erst bei sicherer Feststellung dieser Umstände ergibt die Behandlung einen Sinn.

Die ärztliche Untersuchung

Die **Erstuntersuchung** kann ambulant, also zuhause erfolgen. Dazu bekommt man ein Gerät, das zuhause unter gewohnten Bedingungen während des Schlafes verschiedene Messdaten bestimmt. Diese Daten sind wichtig zur Beurteilung des Schlafverhaltens. Hiezu steht eine größere Auswahl von Messgeräten zur Verfügung. Während des Schlafes werden Schnarchgeräusche, Puls, Sauerstoffaufnahme im Blut und die Körperlage aufgezeichnet. Alle Aufzeichnungen werden von einem Computer gespeichert und tags darauf vom Arzt ausgewertet.

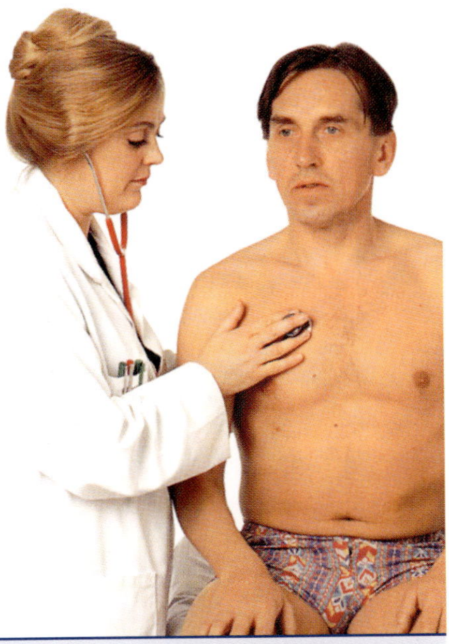

Eine Allgemeinuntersuchung steht am Beginn.

Andere Geräte messen über eine kleine Nasenmaske mittels eines wärmeempfindlichen Elements die Atemfolge. Ein Fingerfühler bestimmt die Sauerstoffsättigung des Blutes.

Ebenfalls registriert werden über angelegte Elektroden Puls und Körperlage. Ein kleiner Computer, in einem kleinen Koffer untergebracht, speichert alle Informationen und macht sie der Auswertung durch den Arzt zugänglich.

Die **Voruntersuchung** zuhause hat den Sinn, alle jene Probanden herauszufiltern, bei denen mittels der »kleinen« häuslichen Untersuchung ein Schlafapnoe-Syndrom ausgeschlossen werden kann.

Das Schlaflabor

Hat die häusliche Erstuntersuchung aber praktisch schon ein Schlafapnoe-Syndrom ergeben, so dient die aufwändige Untersuchung im Schlaflabor schon der Einleitung einer Behandlung in der ersten Nacht.

Polysomnographie – Was im Schlaflabor untersucht wird:

- EEG
- EOG
- EMG
- Bauch- und Brustkorbbewegung
- Unterscheidung zwischen Atemaussetzern vom Gehirn ausgehend (zentrale Apnoe) und vom Kollaps der Atemwege ausgehend (obstruktive Apnoe)
- MSLT
- Steer-clear-Test

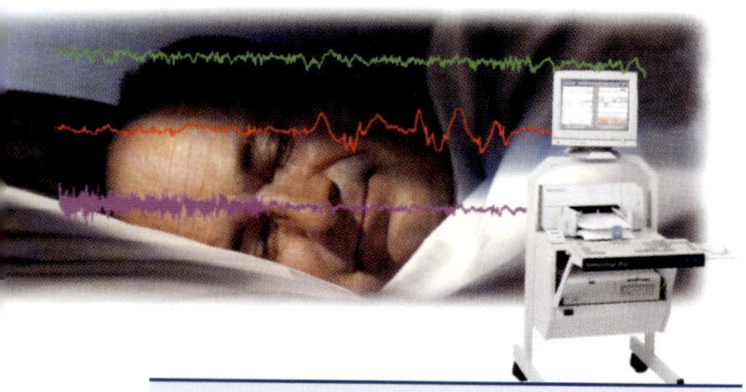

Nächtliche Erfassung von bis zu 32 verschiedenen Daten (Körper- und Schlafqualitäten).

Die Analyse erfolgt, indem man ein bis zwei Nächte in einem **Schlaflabor** verbringt.

Es handelt sich hier um einen abgedunkelten, elektrisch isolierten und oft auch klimatisierten Schlafraum, in dem man über Nacht alle wichtigen Körperfunktionen des Patienten überwachen und registrieren kann.

Die Auswertung der **»Polysomnographie«** (= Daten, die während des Schlafes gesammelt werden) ergibt dann die zu einer erfolgreichen Behandlung führende Diagnose.

Dem Probanden werden an verschiedenen Körperstellen Sonden angelegt zur Messung der Hirnströme, der Muskeltätigkeit, der Arm- und Beinbewegungen, der Herz- und Atemfunktionen.

Auch Mund und Nase erhalten Fühler, damit die Atmung beurteilt werden kann. Die Messung der Körpertemperatur und die Beobachtung der Augenbewegungen wird ergänzt durch Videoaufnahmen, eventuell aus verschiedenen Perspektiven.

So kann man viele **Daten** über Blutdruck, Schnarchen und Atemaussetzer, Sauerstoffsättigung im Blut und andere Untersuchungsgrößen erfassen, in den Überwachungsraum neben dem Schlafzimmer übermitteln und dort auswerten lassen.

Anhand der Ergebnisse wird die geeignete Behandlung festgelegt. Ist eine Maskenbehandlung notwendig, so wird diese in den nächsten ein bis zwei Nächten im Schlaflabor eingeleitet. Für die geplante CPAP-Behandlung ist es nämlich erforderlich, den richtigen Luftdruck und weitere Beatmungsgrößen auszutarieren. Immer wieder ist dennoch ein Nachjustieren der Einstellungen nötig.

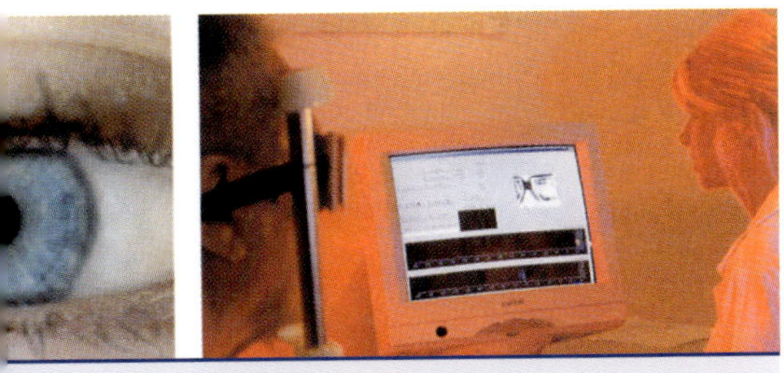

Mit dem »Pupillograph« kann die Augenmüdigkeit gemessen werden.

Zusätzliche **technische Hilfsmittel** komplettieren das System des Schlaflabors, beispielsweise leichte Beatmungsmasken zur Abdeckung von Mund und Nase, Temperatursensoren zur Messung der aus- und einströmenden Luft. Gurte um Brustkorb und Bauch ermitteln mit Dehnungsfühlern die Atmungsanstrengungen. Sensoren an Fingerkuppen und Ohrläppchen lassen es zu, während der Atemstillstände den gesunkenen Sauerstoffgehalt im Blut zu messen.

Bei nicht wenigen Patienten wechselt das Schnarchen mit der Zahl und Dauer der Atemaussetzer von Nacht zu Nacht. Ein- oder auch zweimalige Untersuchungen reichen in diesen Fällen oft nicht aus und wiederholte Schlaf-Checks sind dann erforderlich. Manche Patienten benötigen auch noch eine **Schlafuntersuchung am Tage.** Zu diesem Zwecke wird der Patient ermuntert, tagsüber – wenn möglich mehrmals – einen Kurzschlaf im Abstand von zwei Stunden zu halten. An der Geschwindigkeit, mit der diese Patienten in den Schlaf fallen, kann man den Grad der Tagesschläfrigkeit ermitteln.

Bei schwerem Schlafapnoe-Syndrom ist diese Geschwindigkeit extrem hoch. Gemessen wird mittels EEG, wie lange der Untersuchte braucht, um nach dem Einschlafen in das Schlafstadium I zu gelangen. Als nicht normal wird gewertet, wenn man innerhalb von 10 Minuten einschläft. Der Test mit der Bezeichnung **»Multipler-Schlaf-Latenz-Test«** (MSLT) ist auch in der Lage, andere zu Tagesschläfrigkeit führende Leiden abzugrenzen. Die aus den Ergebnissen des Schlaflabors zu ziehenden Rückschlüsse sind gelegentlich schwierig zu interpretieren. Die eine Gruppe von Patienten zeigt mit 15 bis 20 Atemaussetzern pro Stunde deutliche Symptome mit Leistungsminderung, während die andere Gruppe mit derselben Anzahl an Atemaussetzern vollkommen beschwerdefrei ist.

Bevor man in ein Schlaflabor geht, sollten einige Voruntersuchungen abgeschlossen und ärztlich bewertet worden sein. Die wichtigsten Checks betreffen eine Untersuchung durch den **HNO-Arzt** und den **Internisten.**

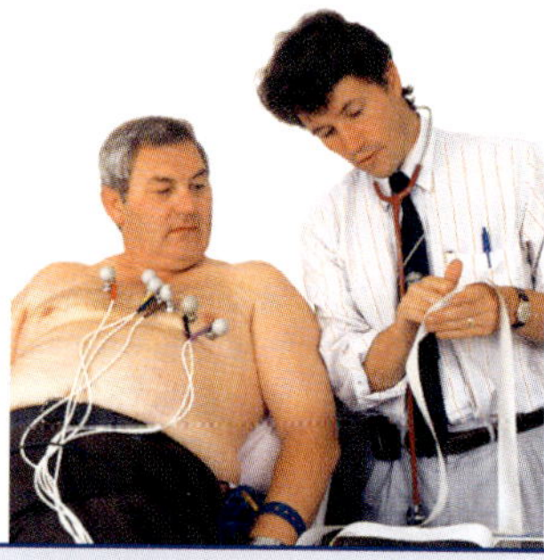

Eine internistische Abklärung gehört zum »Apnoe«-Programm.

Zum Programm gehören EKG und Ergometrie, Langzeit-EKG, eine Blutuntersuchung und eine Röntgenaufnahme des Brustkorbs. Schließlich kommt man dennoch zu einer Zusammenschau und endgültigen Beurteilung, zur Diagnose und zum Schweregrad der Schlafapnoe. Für Arzt, Patient und Behandlung ist wichtig zu wissen: Nächtliche Atemaussetzer berechtigen zur Diagnose »Schlafapnoe«. Das eigentliche Krankheitsbild Schlafapnoe-Syndrom wird aber nur dann in die »Diagnoseform« gegossen, wenn sich zu den Atemaussetzern auch typische Symptome gesellen.

Um die Folgen der Schlafapnoe apparativ und in Zahlen erfassen zu können, stehen weitere Tests zur Verfügung, die am wachen Menschen tagsüber angewendet werden. Eines der »Tages-Verfahren« nennt sich «Fahr aufmerksam-Test« oder **»Steer-clear-Test«.** Auf einem Computerbildschirm läuft eine eintönige Verkehrssituation ab. Der Proband muss sich in diese Situation per Computermaus einklicken und am Geschehen teilnehmen. Es zeigt sich, dass Schlafapnoe-Patienten mit prozentuell schlechteren Ergebnissen auch im wirklichen Leben häufiger in Verkehrsunfälle verwickelt waren als Testpersonen mit guten Ergebnissen.

Es gibt drei Schweregrade des Schlafapnoe-Syndroms:

Leichtgradig
Nur wenige Symptome, wenige Atemaussetzer pro Stunde.

Mittelschwer
Deutliche Symptome und die Zahl der Atemaussetzer oder »Minderatmer« (Hyopnoe) liegt zwischen 10 und 20 pro Stunde.

Schwergradig
Massive Symptome, mehr als 20 Aussetzer oder Minderatmer pro Stunde.

Behandlung der Schlafapnoe

Die Gründe und der Zeitpunkt für eine Behandlung haben sich in den letzten 20 Jahren deutlich geändert.

Man weiß heute, dass sich auch ohne Behandlung die Lebenserwartung nicht verkürzt und auch, dass die Zahl der Atemaussetzer ohne Behandlung gleich bleibt. Die Folge daraus war, dass nicht jeder Mensch mit Atemaussetzern behandelt wird, sondern nur derjenige, der unter den typischen Folgen eines Schlafapnoe-Syndroms leidet.

Behandelt werden auch Menschen mit vorbestehenden Herz- und Gefäßleiden, wo nächtlicher Sauerstoffmangel und Weckstress eine zusätzliche Gefahr in sich bergen. Im großen Durchschnitt finden sich unter den Behandelten Patienten mit mehr als 15 Atemstillständen pro Stunde. Kommen weniger als 15 Apnoe pro Stunde vor, erfolgt meist keine CPAP-Behandlung. Es genügt beim tagesmüden Schlafapnoiker nicht, sich einmal »auszuschlafen«. Entscheidend ist dem Patienten erst dann geholfen, wenn die normale, erholsame **»Schlafarchitektur«** wieder hergestellt ist. Oberstes Ziel ist, den zerrütteten, ja geradezu zerhackten Schlaf wieder zu heilen. Der Schlafapnoiker befindet sich im Schlaf in einer Art Geisterbahn: Verschluss des Atemloches, Atemstillstand, innere Panik, Weckreaktion, Schnarchexplosion, Wiedereinschlafen, Verschluss des Atemloches – so quält sich der arme Mensch durch die Nächte. Die Qualität der eingeschlagenen Behandlung lässt sich nur daran messen, wie weit es gelingt, den Atemwegsverschluss sicher zu vermeiden. Damit werden auch Atemstillstand, Weckreaktion und alle weiteren Teufeleien verhindert.

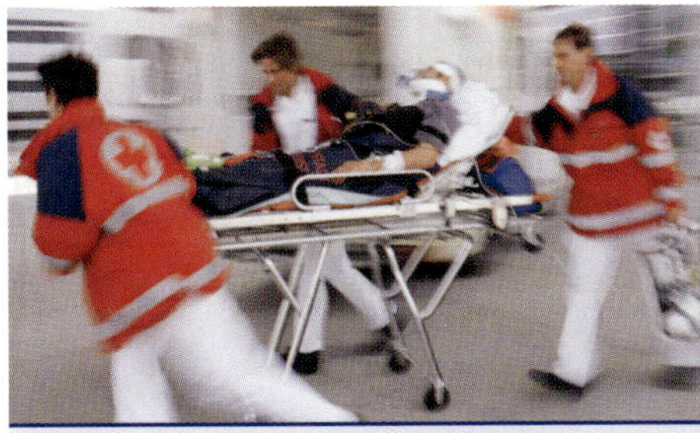

Das Apnoe-Syndrom: Gefahr bei Herz-Kreislauf-Erkrankungen.

Besondere Schwerpunkte in der Behandlung bilden

- CPAP-Therapie,
- Gewichtsreduktion und – in einzelnen Fällen –
- operative Eingriffe.

Wann wird behandelt?

- Mehr als 15 nächtliche Atemaussetzer plus Beschwerden – Tagesmüdigkeit oder Einschlafneigung.
- Herz- und Gefäßleiden, denen die Atemstillstände zusätzlich schaden.

Meist keine Behandlung:

- Weniger als 15 Atemstillstände und keine Tagesbeschwerden.

Man beginnt mit der Selbstbehandlung

Praktisch immer ist es vorteilhaft, **auf der Seite zu schlafen.** Manche leiden unter Atemstillständen nur dann, wenn sie auf dem Rücken liegen. Wer sich mit der Umgewöhnung schwer tut, kann einige Tricks versuchen. Ein im Rücken platziertes Kissen etwa oder ein Tennisball, den man in den Rückenteil des Pyjamas einnäht, verhindern das unbeabsichtigte Zurückrollen auf den Rücken.

Ebenso günstig wie die Seitenlage, kann sich die Bauchlage auswirken. Auch hier können seitliche Polster oder eingerollte Decken gute Dienste tun.

Immer werden übergewichtige Schlafapnoiker angehalten, das Gewicht zu reduzieren. Mit einer **Gewichtsabnahme** (siehe unten) von 10 bis 15 % können in vielen Fällen die nächtliche Atmung und die Schlafqualität verbessert und die Tagesschläfrigkeit vermindert werden.

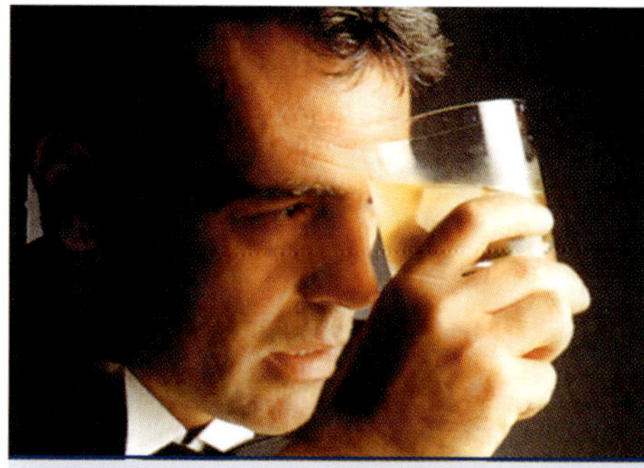

Alkohol löst keine Probleme, verschlimmert aber die Atemaussetzer-Krankheit.

Mindestens zwei Stunden vor dem Schlafengehen sollte kein **Alkohol** mehr getrunken werden. Selbstverständlich sollten auch Rauschzustände, die in den Abend hinein reichen, unbedingt vermieden werden. Alkohol hemmt die Atmungstätigkeit und erhöht die Wahrscheinlichkeit von Atemstillständen. Auch schon geringe Mengen Alkohol am Abend (»Gläschen in Ehren«, »Schlummertrunk«, »Betthupferl«, »sundowner«) können Apnoe-auslösend wirken.

Im Zweifel also Hände weg von Alkohol nach 18 Uhr!

> **Achtung: Alkohol kann bei Menschen, die sonst nur »normal« schnarchen würden, Atemstillstände auslösen.**

Die Nasenatmung wird durch **Rauchen** nicht besser, Rauchinhaltsstoffe reizen die Rachenschleimhaut und lassen sie anschwellen. Daher soll der Schlafapnoiker unbedingt zum Nichtraucher werden.

Schlaftabletten und Beruhigungsmittel verringern die Spannung aller Muskeln (ähnlich der Alkoholwirkung) und sind nach Möglichkeit zu meiden. Ähnlich wie Alkohol vermindern sie auch die Atmungsaktivität und fördern Atemstillstände. In manchen Fällen allerdings und wenn der Schlaf des Patienten durch extrem häufiges Erwachen stark beeinträchtigt wird, können Schlafmittel zur Verbesserung der Schlafqualität durchaus nützlich sein. Eine Rücksprache mit dem Arzt ist aber dringend anzuraten.

Schmerzmittel und Medikamente gegen Angst und Depression können ebenfalls Apnoe-fördernd sein und müssen bei Notwendigkeit der Einnahme besonders vorsichtig dosiert werden.

Ist eine **verstopfte Nase** die Ursache einer Apnoe-auslösenden Atmungsverengung, kann man an den Einsatz von abschwellenden Schnupfentropfen – kurz vor dem Schlafengehen eingetropft – denken.

Gewisse Unterkieferprothesen ziehen den Unterkiefer nach vorne und können dadurch den Rachenraum weiter machen. Meist werden damit Schnarchgeräusche milder oder beseitigt. Ob die Prothesen eine ursächliche Hilfe sind, ist nicht ganz geklärt. Nützlich in jedem Fall ist für den apnoischen Prothesenträger die Rücksprache mit dem Zahnarzt.

Einengende Rachenmandeln und Polypen sollten operativ entfernt werden.

Der zurückfallende **Zungengrund** ist ein entscheidender Faktor beim Verschluss des Atemloches. Angepasste Schienen können die Häufigkeit der Atemaussetzer mindern, weil sie den Zungengrund nach vorne ziehen. Der Nachteil dieser Schienen ist deren Unbeliebtheit bei vielen Patienten.

Gewichtsreduktion: nicht alle Menschen sind gleich

Alle Menschen brauchen zwar Kalorien, aber nicht alle gehen damit gleich um.

Bei nicht so wenigen Menschen ist der Energiehaushalt auf einem niedrigeren Niveau programmiert, das heißt, diese Menschen benötigen für dieselbe körperliche Leistung weniger Energie als andere Menschen.

Sind diese Menschen nicht in der Lage, ihren Appetit zu zügeln, nehmen sie an Gewicht zu. Bestimmte Steuerelemente an den Erbträgern, den Genen, sind dafür verantwortlich.

Auch der Stoffwechsel gewisser, hormonartiger Botenstoffe, der »Leptine«, spielt eine große Rolle auf jener Bühne des Lebens, auf der »Abnehmen« und »Zunehmen« gespielt wird. Die Verschiedenartigkeit dieses Leptinstoffwechsels wirkt ähnlich den Erbträgern.

Es gilt demnach als unwidersprochen und bewiesen, dass es eine erbliche Veranlagung zum Dickwerden gibt.Da wir diese **Erbanlagen** – noch – nicht ändern können, sind Aufklärung, Information und Essdisziplin bei jenen Menschen gefragt, die zum Dickwerden neigen.

Diese doch schon seit ein bis zwei Jahrzehnten bekannten Fakten dürfen aber nicht darüber hinwegtäuschen, dass die Hauptursachen für Übergewicht in **einfachen Umständen** begründet sind:

Ursachen für Übergewicht:

- Überwältigendes Nahrungsmittelangebot.
- Essen ist überall, rund um die Uhr erhältlich.
- Zu hoher Anteil an Fett und Zucker in der Kost.
- Bewegungsmangel.
- Hoher Alkoholkonsum.

Mit Übergewicht hat man nicht nur das Risiko, vorzeitig mit **Arteriosklerose** und deren Folgekrankheiten Bekanntschaft zu machen, sondern auch von Schlafapnoe befallen zu werden.

Alle Untersuchungen kommen zum selben Ergebnis: Wiewohl 1/3 der Apnoe-Patienten normalgewichtig sind, sind es 2/3 nicht und damit steht fest: **Übergewicht ist ein erstrangiger Risikofaktor für die Entstehung des Schlafapnoe-Syndroms.**

Jedes Kilo mehr verschlimmert eine Schlafapnoe, umgekehrt bessern sich die Symptome mit jedem Kilo »Leichterwerden«.

Wie Kilo-Verlieren die Schlafapnoe verändert:

1/3: Verschwinden der Symptome

1/3: Besserung der Symptome

1/3: Gleichbleiben der Symptome

Der beschwerdefreie Patient ist grundsätzlich optimistischer und auch einschneidenden Änderungen der Lebensführung wesentlich aufgeschlossener. Diese Tatsache macht man sich zunutze: Am Beginn der Behandlung steht daher die CPAP-Therapie. Sie wirkt sofort, während man auf den Behandlungserfolg einer Gewichtsreduktion mehrere Monate warten muss.

Die Gewichtsreduktion setzt nicht nur am Bauch, sondern sehr wohl auch am bekannten Übel an: Mit jedem Kilo, dass man verliert reduziert sich auch das krankheitsauslösende Nackenfett. Der Erfolg stellt sich schon bei relativ bescheidenem Gewichtsverlust ein: Wer 10 % seines Gewichtes verliert, kann mit einer 50 %igen Minderung der Beschwerden rechnen.

Wann soll der übergewichtige Apnoe-Patient mit einer Gewichtsreduktion beginnen?

- Ab einem BMI von über 25 sollten Waage, Maßband und der Blick auf die Kalorientabelle zu ihrem Recht kommen.
- Ab einem BMI von 30 und mehr ist eine entschiedene Gewichtsreduktion unbedingt anzustreben.
- Zwischen einem BMI von 30 und 39 sollte eine 5 bis 10 %ige Gewichtsreduktion über einen Zeitraum von 6 bis 12 Monaten eingeplant werden.
- Bei einem BMI von über 40 geht es nicht ohne eine 10 bis 20 %ige Gewichtsreduktion. Diese muss auf ein bis zwei Jahre angelegt werden.

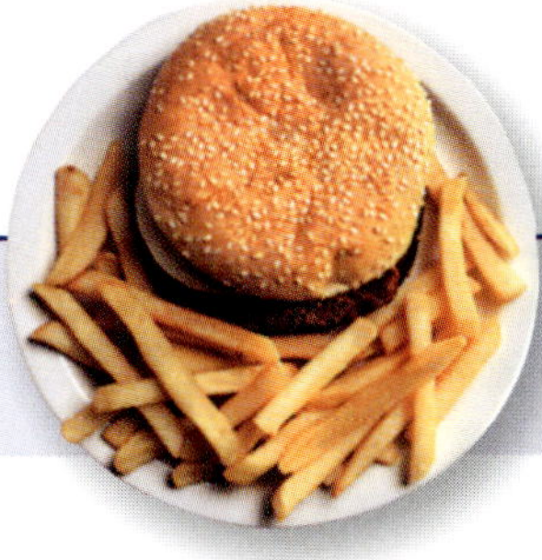

Zu fett und zu viel: Zwei einfache, aber häufige Gründe für Übergewicht.

In allen Fällen ist das erste Mittel der Wahl eine **kalorienreduzierte Mischkost** von 1.200 bis 1.900 kcal. Kombinieren sollte man die Kost mit einem moderaten, aber regelmäßigen Ausdauertraining. Je dicker man ist, umso vorsichtiger ist mit dem Ausdauertraining zu beginnen. Ab einem BMI zwischen 30 und 35 sollte in jedem Fall eine gründliche internistische Voruntersuchung einschließlich Ergometrie am Beginn des Trainings stehen.

Wer mit der kalorienreduzierten Mischkost nicht so gut zu Rande kommt und zuwenig oder gar keine Kilo verliert, kann für maximal drei Monate eine so genannte **Formel-Diät** einschieben. Formeldiäten sind Fertignahrungsmittel – meist Getränke –, die in ihrem Nährstoffgehalt »ausbalanciert« sind, das heißt alles enthalten, was der Körper täglich braucht. Der Nachteil der Formeldiäten ist ihre »Unnatürlichkeit« und das Wegfallen jeglichen Lerneffektes, denn: Was passiert nach dem Ende der Formelkost?

Kostformen, die einer Nulldiät entsprechen, sind ernährungsphysiologisch ungünstig, ohne Lerneffekt und mit dem

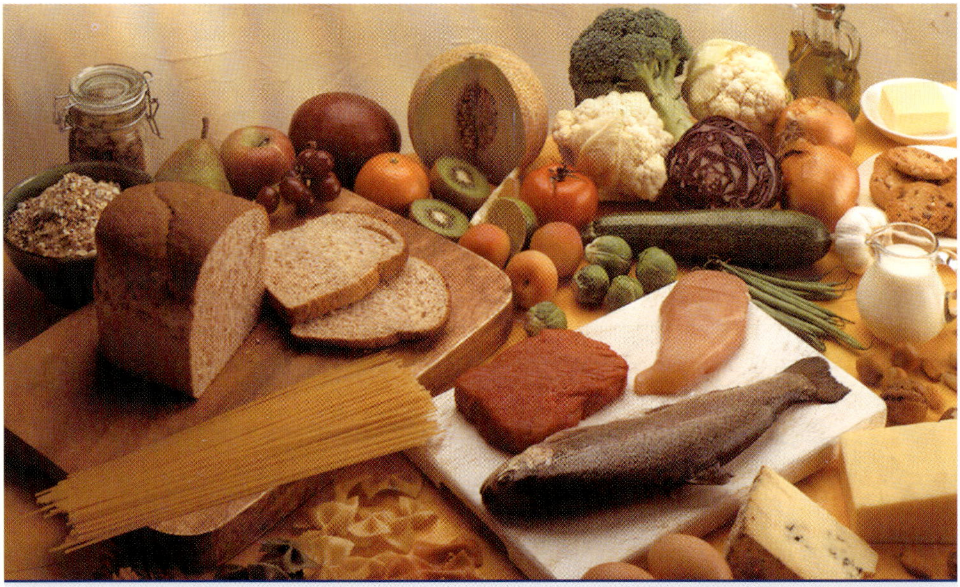

Das Maß aller Dinge bei Gewichtsreduktion: Die kalorienreduzierte Mischkost.

Yo-Yo-Effekt behaftet. Im Einzelfall sind sie schädlich bis lebensgefährlich. Zu diesen Nahezu-Nulldiäten zählen auch Schroth-Kur, Mayr-Kur und Heilfasten. Nachteilig sind auch alle Diäten mit einseitiger Bevorzugung von Kohlenhydraten, Fetten oder Eiweiß.

Ähnlich verhält es sich mit allen Extremdiäten, die nur eine sehr geringe Nahrungsauswahl bieten (z. B. Ananas).

Von den alternativen Diäten sind die **vegetarische** Kost, die **laktovegetabile** Kost und die **Vollwertkost** gut geeignet, ein passables Körpergewicht zu halten; weniger gut geeignet sind sie zum Abnehmen.

Alle anderen alternativen Diäten sind spekulativ und mit dem heutigen Informationstand über gesunde Ernährung nicht vereinbar.

Verboten sind alle »Abnehm-Diäten« für

- Kinder und Heranwachsende,
- Schwangere und Stillende,
- psychisch Kranke.

Wer sich als Einzelkämpfer gegen das Gewicht zu schwer tut, sollte sich **standardisierten Programmen** anschließen. Das Qualitätsmerkmal solcher Programme ist immer dasselbe: Kalorienreduzierte Mischkost, Bewegungstraining und Lebensstilmodifikation. Viele dieser Programme sind ärztlich approbiert.

Medikamente

Für den, der es ohne **Pillen** nicht schafft, bieten sich zwei Substanzen an: **Xenical®** und **Reductil®.**

Beide verhelfen bei entsprechender Essdisziplin innerhalb von sechs bis zwölf Monaten zu einem Gewichtsverlust von 5 bis 12 kg.

Reductil® wurde aus einem Antidepressivum entwickelt und wirkt wie ein Appetitzügler. Verringert wird die Sucht nach Süßem, es ist also eher eine Pille für Naschkatzen.

Durch eine direkte Wirkung im Gehirn verschafft sich der Reductileinnehmer ein schnelleres Sättigungsgefühl. Durch einen direkten Eingriff in den Stoffwechsel wird unter Reductil auch der Energieverbrauch erhöht.

Mögliche Nebenwirkungen hängen mit dem Wirkstoff zusammen und betreffen Kopfschmerzen, Mundtrockenheit, Herzklopfen, Blutdrucksteigerung, eventuell Schwitzen in den Händen und Verstopfung. Reductil soll nicht eingenommen werden bei unbehandeltem Bluthochdruck, Herzkrankheit, Hirndurchblutungsstörung und Depression. Auch die Einnahme von Antidepressiva ist ein Gegengrund für eine Reductil®-Anwendung.

Was für wen?

- Reductil®: Naschkatzen
- Xenical®: Fettspechte

Xenical® wirkt auf einer ganz anderen Ebene. Vom Darm selbst nicht aufgenommen, verhindert es im Dünndarm die Aufnahme von Fett. Unverdautes Fett wirkt jedoch auf das Gedärm durchfallauslösend. Hat man daher die Standarddosis von Xenical® eingenommen und überschreitet man eine gewisse Fettmenge in der Kost, so hat jeder zweite bis dritte Anwender mit fettig-öligem Durchfall und auch mit Blähungen zu rechnen. Eine halbwegs sorgenfreie Einnahme von Xenical® ist daher nur dann zu erwarten, wenn man in der Kost weitgehend auf Fett verzichtet – was naturgemäß Abnehmen erleichtert.

Verschrieben werden die Präparate auf Kosten der Krankenkasse ab einem BMI über 40. Zudem müssen die Patienten in Kontrolle bleiben und Abnehmeerfolge vorweisen können.

Eine Verschreibung der Mittel länger als ein Jahr – auch auf Privatrezept – wird derzeit nicht empfohlen. Über mögliche Nebenwirkungen bei Langzeiteinnahme kann derzeit nichts Bestimmtes gesagt werden, da Langzeitstudien noch ausständig sind.

Obwohl wir bei **körperlicher Arbeit** oder **Sport** nur relativ wenige Kalorien verbrauchen, ist körperliche Aktivität ein »Muss« beim Abnehmen.

Die Begründung dafür ist einfach und schlüssig: Beim Abnehmen greift der Körper zuerst seine Muskelmasse an, Fett bleibt erhalten. Nehmen wir dagegen zu, bauen wir zuerst Fett auf. Nimmt man ab ohne entsprechende Muskeltätigkeit, werden wir zwar »leichter« und »dünner«, innerlich jedoch fetter. Da wir das in der Leber gespeicherte »Sofortenergie-Depot« erst nach 30 bis 45 Minuten verbraucht haben und der Körper erst nach

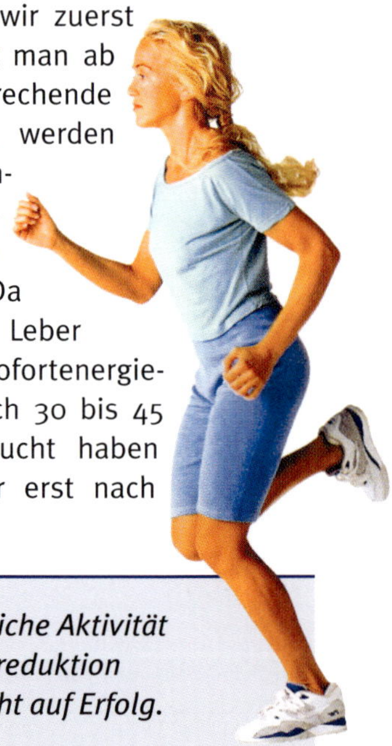

Ohne körperliche Aktivität hat Gewichtsreduktion wenig Aussicht auf Erfolg.

dieser Zeit auf sein Fett zurückgreift, ist es notwendig, jede körperliche Aktivität beim Abnehmen auf nahezu eine Stunde auszudehnen. Arbeit und Sport sorgen so dafür, dass wir beim Abnehmen eher Fett als Muskelmasse abbauen. Die meisten Fitnessprogramme im Zusammenhang mit Abnehmen formulieren ihre Forderungen nach Sport sehr zurückhaltend. Meist ist von 2- bis 3-mal 30 bis 60 Minuten pro Woche die Rede. Wer sich damit zufrieden gibt, muss auf den entsprechenden Abnehmeerfolg wesentlich länger warten.

Immer beginnen kann man mit **schnellem Gehen** in der Dauer von 1 bis 1 1/2 Stunden täglich, nach Möglichkeit bei jedem Wetter.

Mit dem so häufig empfohlenem **Schwimmen** ist es so eine Sache. Kraftvolles ausdauerndes Schwimmen ist sehr kalorienzehrend, nur: Welcher übergewichtige Apnoe-Patient schwimmt kraftvoll 25 bis 50 Längen im Wettkampfbecken? Andererseits ist gemächliches Schwimmen nur mit einem sehr geringen Energieaufwand verknüpft.

Eine zusätzliche Möglichkeit, etwas für das Abnehmen zu tun, ist das **Heimfahrrad.** Günstig sind 30 bis 40 Minuten bei mittlerer Einstellung. Gymnastik, Aerobic, Ballspiele und Radfahren im Freien sollten erst gewählt werden, wenn der BMI unter 30 gesunken ist.

Wichtig ist, langsam abzunehmen, dafür aber stetig. Je langsamer man abnimmt, umso größer ist die Chance, das erreichte Gewicht möglichst lange zu halten.

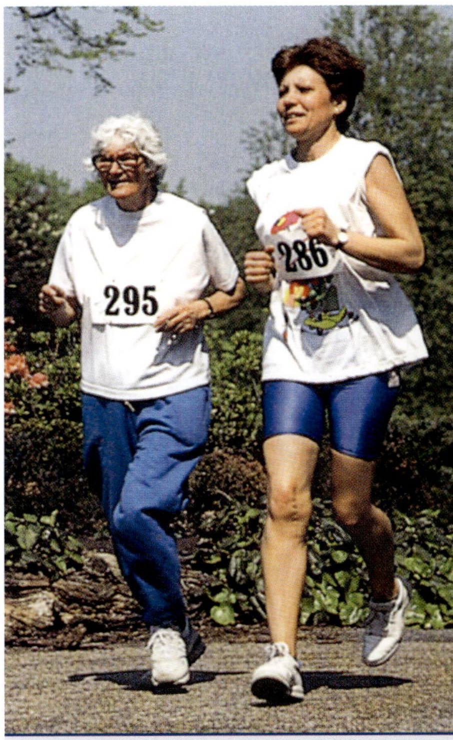

Schnelles Gehen und leichtes Laufen kann man meist auch noch im »höheren Semester«.

Chirurgische Behandlung von Übergewicht

Der Chirurg kommt bei Übergewichtigen nur dann zum Zug, wenn der BMI über 40 liegt und alle bekannten seriösen Abnehmeversuche keinen Erfolg gezeigt haben.

Hat man in der Vergangenheit auf Methoden gesetzt, die den Dünndarm von der Nährstoffaufnahme ausschließen, ist heute das erste chirurgische Mittel der Wahl das so genannte **Magenband.** Ein Silikonband trennt durch Einschnürung vom Magen einen winzigen Zwergmagen ab, ein kleines Säckchen, in das unsere Nahrung rutscht. Da das Säckchen klein ist und nur wenig Nahrungsbrei fasst, stellt sich sehr rasch ein Sättigungsgefühl ein. Die Engstelle am Band sorgt zusätzlich dafür, dass die Nahrung nur langsam aus dem Säckchen in den Magen und von dort in den Dünndarm gelangt. Das Sättigungsgefühl hält also auch länger an.

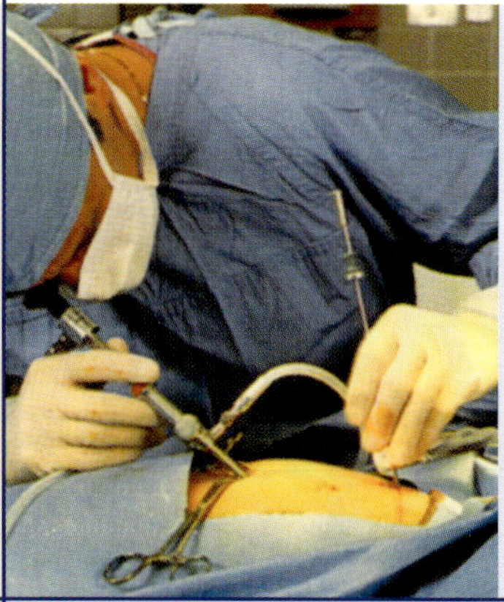

Bei den Operationen zur Gewichtsverminderung hat sich das »Magenband« bestens bewährt. Es wird per Bauchspiegelung (Laparoskopie) eingesetzt.

Das Ausmaß der Engstelle kann fast beliebig verändert werden. Das Band ist nämlich in Wirklichkeit ein Schlauch, der in einem wassergefüllten Gummipolster unter der Haut endet. Durch Einfüllen bzw. Einspritzen von Wasser in den Polster bläht sich der Schlauch auf und drückt die Engstelle weiter zusammen. Umgekehrt wird das Band durch Absaugen von Wasser wieder weiter.

Das Magenband hat **erzieherische Funktionen:** Der Patient kann nur wenig essen und muss zudem gut kauen, damit der Nahrungsbrei die Engstelle passieren kann. Keinen Einfluss hat das Band auf den Appetit. Gibt der Patient allerdings seinem Appetit nach und isst mehr als er sollte, ist Erbrechen die Folge. Bis man sich an die neuen Umstände gewöhnt hat, vergehen meist 8 bis 10 Wochen.

Ein ungünstiges Schlupfloch beim Magenband hat derjenige gefunden, der sich kalorienreiche Breie und Flüssigkeiten einverleibt. Diese haben wenig

Mühe, das Magenband zu passieren – einer neuerlichen Gewichtszunahme steht dann nichts mehr im Wege. Dieser Weg sollte also nicht beschritten werden, denn er macht die Wirkung der Operation zunichte.

2/3 der Magenband-Patienten erreichen einen BMI unter 35, 1/3 unter 30. Der Großteil der Patienten nimmt im Laufe von zwei Jahren rund 40 kg ab.

Obwohl der mittels Bauchspiegelung vorgenommene Eingriff nur bei Patienten mit einem BMI über 40 vorgenommen wird, ist das Operationsrisiko gering. Dies nur zu Erinnerung daran, dass Menschen mit einem mehr- oder vieljährigen BMI über 40 in der Regel als schwer krank zu bezeichnen sind.

Das **Gelingen der Operation** und die **dramatische Gewichtsreduktion** haben auf die Lebensqualität der Betroffenen enorme Auswirkungen.

Alle Stoffwechselwerte bessern sich geradezu dramatisch, Herz, Gefäße, Wirbelsäule und Gelenke werden entlastet. Oft entscheidend für die wiederhergestellte Lebensqualität ist die Zufriedenheit mit dem Aussehen, verbunden mit einem gestärkten Selbstwertgefühl.

CPAP-Therapie

Sie ist die wirksamste Behandlungsform. Die Abkürzung bedeutet »continous positive airway pressure« und meint übersetzt einen ständigen Überdruck in den Atemwegen.

Der Patient wird dabei mittels einer angepassten Nasenmaske mit Raumluft beatmet, wobei im Beatmungsschlauch ein **ständiger Überdruck** herrscht.

Die Folge ist ein ständiges Offenhalten der Atemwege: Schlaf und Atmung normalisieren sich. Atemwegsverschlüsse können nicht mehr auftreten und damit auch keine Atemstillstände. Interessanterweise haben mehrjährige

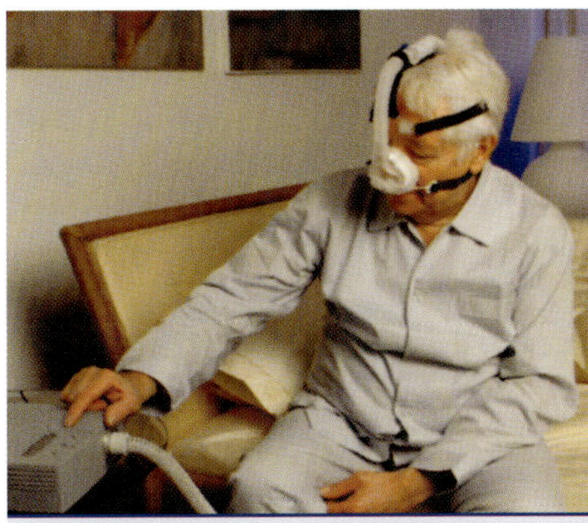

Moderne, leise laufende Geräte sichern eine angenehme Nachtruhe.

Untersuchungen beweisen, dass diese Behandlungsmethode auch bei gehirnbedingten Atemstörungen erfolgreich eingesetzt werden kann.

Schon nach der ersten CPAP-Behandlung erfährt der Organismus dieselben Reaktionen wie nach einem Schlafentzug: REM-Phasen und Tiefschlaf kommen viel häufiger vor. Üblicherweise wiederhergestellt ist die normale Schlafarchitektur schon nach einer Woche.

Insgesamt kann man bei 60 bis 70 % aller damit behandelten Patienten rechnen, dass sie mit der Behandlungsart gut zu Recht kommen.

Ein **Nachteil** ist, dass der Kompressor nicht ganz leise ist. Auch kann es passieren, dass sich Augen und Nase entzünden, vor allem wenn die Maske schlecht aufliegt. Abhilfe kann ein Luftbefeuchter schaffen.

Der kleinere Teil der Patienten lehnt die CPAP-Behandlung ab, meist mit dem Hinweis einer zu »lästigen« Therapie.

Erfunden wurde die CPAP-Therapie erst in den 80er Jahren in Australien.

Als besonderer Vorteil einer CPAP-Therapie gilt ihr »Probe«-Charakter: Ist nämlich nicht klar, ob Tagesmüdigkeit und Schläfrigkeit ihre Ursache wirklich in den Atemaussetzern haben, kann man einige Zeit mit dem Gerät »Probeschlafen«.

Bessern sich die Symptome mit Hilfe des Gerätes nicht oder verträgt man die Apparatur nicht, kann man sie weggeben – um später einen nochmaligen Versuch starten.

Bringt allerdings die Selbstbehandlung oder die Gewichtsreduktion alleine keinen Erfolg, bleibt als Alternative meist

Die »Ernte« der CPAP-Therapie

- Schluss mit dem zerhackten Schlaf!
- Schluss mit den Schnarchorgien im Schlafzimmer!
- Schluss mit getrennten Schlafzimmern!
- Schluss mit der Quälerei des Schlafpartners!
- Schluss mit Müdigkeit und Leistungsknick!
- Ich bin endlich wieder ausgeschlafen!
- Ich bin wieder fit und am Leben wieder interessiert!
- Ich bin wieder sexuell aktiv – so wie früher!
- Ich bin wieder »der Alte«!

nur die Benützung des CPAP-Gerätes. Zeigt sich, dass nur das CPAP-Gerät entscheidende Abhilfe schaffen kann, muss man es lebenslang verwenden. Schon eine Nacht mit CPAP-Unterbrechung bringt die alten Beschwerden zurück und die »Ernte« bleibt aus.

Weltweit sind heute etwa 150.000 CPAP-Geräte im nächtlichen Dauereinsatz.

CPAP-Gerät

Die alten Gerätschaften waren groß, klobig, laut und haben das Geräusch eines vorbeifahrenden Autos erzeugt (ca. 60 Dezibel). Die derzeit im Handel befindlichen Geräte sind klein, handlich und machen eine Geräuschkulisse von ca. 40 Dezibel. Das entspricht einem Lärmpegel wie er in einer ruhigen Wohngegend vorherrscht. Man kann das Gerät leicht transportieren und – mit entsprechenden Stromadaptern – überallhin mitnehmen. Die Apparatur setzt sich zusammen aus einem turbinenartig laufendem Elektromotor (einem Haarföhn ähnlich), den dazu gehörigen Schläuchen und einer Nasenmaske, die mittels spezieller Bänder oder einer Haube am Kopf befestigt wird. Der Beginn der CPAP-Behandlung ist im Schlaflabor. Die erste Anpassung erfolgt gleichzeitig mit den wie vorher beschriebenen Messvorgängen.

Nach Anlegen der Nasenmaske geht man ins Bett. Treten die ersten Atemstillstände auf, aktiviert sich über eine Fernbedienung das Gerät und regelt den Druck so lange hoch, bis keine Atemaussetzer mehr registriert werden. Im weiteren Verlauf wird nur mehr der Druck austariert.

Sobald keine Atemaussetzer mehr registriert werden, wird der Druck wiederum herunter geregelt, dies so lange, bis wieder Atemaussetzer auftreten, Daraufhin wird der Druck wieder erhöht. Meist lässt sich der passende Druck schon in der ersten Nacht finden.

Alles nach dem Motto: **So viel Druck wie nötig, so wenig Druck wie möglich.**

Neben den Atemstillständen soll mit dem Geräteeinsatz auch das Schnarchen abgestellt werden. Schnarcht der Patient trotz laufender CPAP-Therapie weiter, bedeutet dies einen zu geringen Druck. Wir wissen schon, dass in Rückenlage und im REM-Schlaf Atemaussetzer eher vorkommen.

Der Druck muss also so gewählt werden, dass auch in Rückenlage Atemaussetzer und Schnarchen wegbleiben.

Sind diese Voraussetzungen erfüllt, bleibt man bei dieser Druckeinstellung und der Patient bekommt das Gerät probeweise für einige Wochen. Sind Behandlungserfolg und Zufriedenheit beim Patienten gegeben, wird das Gerät ärztlich verordnet und die Kosten dafür werden von der Krankenkasse übernommen.

Kontrollen sind notwendig bei Problemen und Komplikationen, sonst genügen Kontroll-Checks einmal pro Jahr.

Zusätzliche **Zwischenkontrollen** können erforderlich werden, wenn der Patient beispielsweise im Nasen-Rachenraum

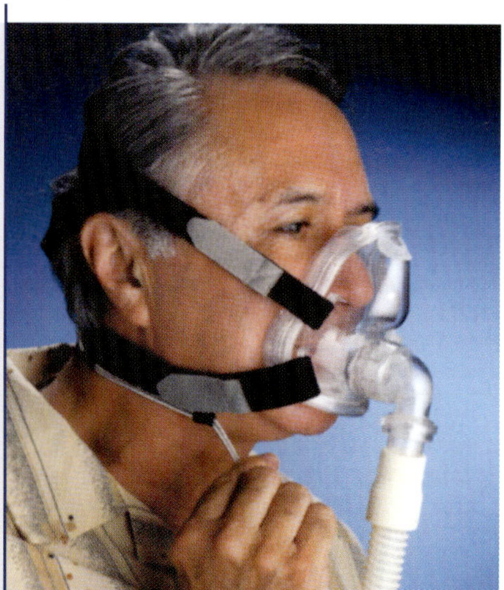

Moderne Masken gewährleisten mit einem »Schnellöffnungsgriff« das schnelle Abnehmen der Maske.

operiert wurde und darauf geachtet werden muss, ob man nicht den Druck nach unten korrigieren kann. Ebenso verfährt man nach einer stärkeren Gewichtsabnahme.

Um den Andrang vor den Schlaflabors in Grenzen zu halten, wurden mittlerweile CPAP-Geräte eingeführt, die sich automatisch den richtigen Druck aussuchen. Solche Apparate sind in der Lage, sich selbsttätig an die erforderlichen Druckverhältnisse anzupassen. Einen gewissen Vorteil bringen solche Geräte auch für die »Vieldreher«, für Schlafapnoiker, die sich während der Nacht oft auf den Rücken legen, was eine notwendige Druckerhöhung mit sich bringt. Am wichtigsten sind die »Auto«-Geräte allerdings in der Einstellungsphase in der ersten Nacht. Einerseits fällt damit die Nachjustierung von Hand weg und andererseits kann der Patient auf dem herkömmlichen Gerät auf jenem (vom Auto-Gerät ermittelten) Wert eingestellt werden, bei dem alle Atemaussetzer wegbleiben.

Insgesamt haben die Autogeräte eine immense Entlastung der Schlaflabors gebracht, weil sie zu praktisch gleich guten Ergebnissen führen wie die Einstellung im stationären Schlaflabor.

Probleme der CPAP-Behandlung

Mit ernsthaften Problemen ist bei der CPAP-Behandlung nicht zu rechnen. Sitzt die Maske nicht richtig, wird man eine Neuanpassung vornehmen oder auf ein anderes Modell wechseln.

Zu einem Dauerproblem für 10 bis 45 % der Anwender wird eine **»trockene Nase«.** Die Austrocknung der Nasenschleimhaut kann sehr störend werden. Ursächlich ist der mangelnde Mundschluss dafür verantwortlich; ein Teil der Luft entweicht ständig über den Mund, sodass die Luft in den Nasengängen nicht ausreichend kondensieren kann. Bessern kann man die »trockene« Situation durch die Zwischenschaltung eines Luftbefeuchters, der die Atemluft anfeuchtet. Besteht dennoch weiter ein Reizzustand, helfen Kortisontropfen, eventuell im Wechsel mit Vitamin-A-und-E-hältigen Nasentropfen.

Probleme der CPAP-Therapie:

- Maske sitzt nicht richtig.
- Nase trocknet aus.
- Gefühl der Dauerreizung.
- Schnupfen.
- Enge Nasengänge.
- Verbiegung der Nasenscheidewand.
- Atmen gegen das Gerät.
- Höhere Drucke als 10 – 15 mbar.

Bei **Schnupfen** und Erkältungen wird die Nasenschleimhaut mit gefäßverengenden Tropfen abgeschwellt. Vorsicht: Nicht länger als sieben Tage anwenden, da sonst rasche Gewöhnungsgefahr besteht!

Das Atmen gegen das Gerät – es wird ja ständig Luft in die Lunge gedrückt – stört zu Beginn die meisten Patienten, da dies ein sehr unnatürlicher Zustand ist. Bei Drucken von 10 bis 15 mbar ist aber bald die Gewöhnungsphase erreicht.

Nur wenn höhere Drucke zur Offenhaltung der Atemwege notwendig sind, wird dies länger oder dauernd als störend empfunden.

Moderne Geräte haben zudem einen **»Soft«-Starter,** das heißt, das Gerät beginnt mit ganz wenig Druck, um sodann langsam hochzufahren. Je nach Einstellung wird der Erfordernisdruck dann nach 10 bis 35 Minuten erreicht. Nach dieser Zeit sind praktisch alle Patienten schon eingeschlafen.

Beim Ein- und Ausatmen bestehen – beim Atmen ohne Gerät – verschiedene Drücke. Während das Ausatmen gewissermaßen von selbst geht, braucht es für die Einatmung mehr Kraft und Druck. Demgemäß ist der Druck beim Einatmen höher als beim Ausatmen.

Um diesen Gesetzmäßigkeiten Rechnung zu tragen wurde ein neues Gerät konstruiert, das man **BIPAP-Gerät** nennt. Diese **Bi**-level **P**ositive **A**irway **P**ressure-Apparatur lässt sich so einstellen, dass man den Druck für Ein- und Ausatmung getrennt regulieren kann. Das Gerät bietet sich für jene Patienten an, die Schwierigkeiten haben, gegen den gleich bleibenden Dauerdruck anatmen zu müssen. BIPAP beatmet in der Einatmungsphase mit demselben Druck wie das CPAP-Gerät, der Ausatmungsdruck wird dagegen üblicherweise niedriger gewählt. Es ist verständlich, dass BIPAP-Gerät besonders von jenen Patienten besser beurteilt werden, die hohe Drücke brauchen, um Atemaussetzer zu verhindern.

20 Jahre CPAP-Therapie haben interessante Beobachtungen gezeigt. So etwa den Wiedergewinn von **Leistungsfähigkeit** und **körperlicher Frische** bei den Anwendern, auch wenn das Gerät nur in der ersten Nachthälfte eingeschaltet war.

Eine Betriebsdauer von 4 Stunden reduziert die Anzahl der Atemstillstände in der nachfolgenden Nacht – nach Abschaltung des Gerätes – um 50 %. Warum dies so ist, bedarf noch einer schlüssigen Erklärung. Denkbar wäre die Abschwellung der Rachenschleimhaut, was die Neigung zum Zusammenfallen der Muskeln mindern würde. Eine andere Erklärung bieten unbehandelte Patienten mit Schlafapnoe. Bei ihnen hat sich gezeigt, dass mit zunehmender Schlaftiefe die Zahl und Dauer der Atemaussetzer zunimmt, je länger der Schlaf andauert. Werden nun in den ersten Schlafstunden die Atemaussetzer durch das CPAP-Gerät verhindert, könnte man annehmen, dass sich der Schläfer in der 2. unbehandelten Nachthälfte so verhält wie ohne Gerät in der ersten Nachthälfte. Wie dem auch sei, am besten für den Betroffenen ist es immer, das Gerät während der ganzen Schlafdauer zu benutzen.

Chirurgische Behandlung von Atemaussetzern

Auch der **Chirurg** kann helfend eingreifen. Bis in die 80er Jahre war der Luftröhrenschnitt eine chirurgische Behandlungsmaßnahme in schweren Fällen von Schlafapnoe-Syndrom.

Durch die gesetzte Öffnung in der Luftröhre – **»Tracheotomie«** – wird ein Schlauch eingeführt, der aber im Wachzustand geschlossen bleibt.

Damit kann der Patient normal sprechen und normal atmen. Vor dem Zubettgehen allerdings wird der Schlauch geöffnet: Der zugeführte Luftstrom kann den Verschluss der Atemwege überwinden, wodurch Luft direkt in die Lungen fließen kann.

Zu Ende ging es mit dieser eingreifenden Behandlung erst mit dem Aufkommen der CPAP-Therapie.

In Frage kommt weiters eine operative Behandlung bei vergrößerten Mandeln und Polypen, bei Missbildungen von Kiefer und Gaumen und bei verbogener Nasenscheidewand.

Ein besonderes Verfahren ist die **UPPP**, die »**U**vulo-**P**alato-**P**haryngo-**P**lastik«. Dabei wird Fett- und Bindegewebe im Rachen, das die Atemwege im Schlaf behindern kann, entfernt. Entfernt werden auch das Zäpfchen (»Uvula«), weite Teile des weichen Gaumens (»Palatum«) und des Rachens (»Pharynx«). In einigen Spitälern wird dabei auch mit Laser gearbeitet. Kurzfristige, vorübergehende Nachwirkungen der umfassenden Operation sind näselnde Sprache, Fremdkörper- und Reizgefühl im Rachen sowie Beschwerden beim Schlucken oder das Zurückfließen von Flüssigkeit in die Nase beim Schlucken und Trinken.

Die Operationsmethode führt in der Hälfte der Fälle zu einem zufrieden stellenden Ergebnis. In der anderen Hälfte der operierten Fälle gibt es weiterhin Probleme. Wird nämlich zuwenig »Material« entfernt, bessern sich die Atemstillstände nicht. Entfernt der Chirurg zuviel Gewebe, können Dauerfolgen bleiben: Das Schlucken geht nur erschwert und bei einigen Patienten kann es sein, dass Flüssigkeiten und Speisen in die Nasengänge statt in die Speiseröhre gelangen.

Problematisch ist der operative Misserfolg in der Hinsicht, dass durch die geänderten anatomischen Verhältnisse eine CPAP-Therapie nicht mehr möglich ist. Je nach Radikalität des operativen Vorgehens liegt die Komplikationsrate bei 5 bis 12 %. Aus diesem Grund ist die Methode zugunsten der CPAP-Therapie fast völlig verlassen worden.

Eine UPPP wird weiterhin dann ins Auge gefasst, wenn eine CPAP-Therapie nicht möglich ist oder erfolglos bleibt.

Andere Operationsverfahren sind solche, die zu einer Änderung der Gesichtsanatomie führen. Meist geht es darum, den Unterkiefer zu verlängern und den Zungengrund nach vorne zu verlagern.

Einem gewissen Prozentsatz der Patienten mit Schlafapnoe kann der Zahnarzt helfen durch Anpassung einer **Aufbißschiene** für Ober- und Unterkiefer.

Die Schiene hält die Atemwege offen, indem Kiefer, Zunge und der weiche Gaumen leicht nach vorne gezogen werden.

Für **Zungengrundschnarcher,** Patienten also, deren Zunge an der Basis (am Grund der Zunge) zu dick ist und deshalb im Schlaf zurücksinkt und den Schlund blockiert, hat man eine andere Technik entwickelt:

Um den Muskel im Mund am Zurückfallen zu hindern, wird ein Faden mit der Nadel quer durch den Zungengrund gezogen.

Anschließend rafft der Arzt die Zunge, indem er an beiden Fadenenden zieht und diese dann an einer im Unterkiefer versenkten Mikroschraube fixiert.

Sauerstoff wird selten allein eingesetzt, meist nur in Kombination mit anderen Verfahren.

Bei zusätzlich vorhanden Herz- und Lungenleiden etwa kann Sauerstoff über das CPAP-System dem schlafenden Patienten zugeleitet werden.

Gegen Schlafapnoe direkt wirksame **Medikamente** gibt es nicht. Verbesserungen lassen sich durch einige Mittel im Einzelfall erzielen. Alle allgemeinen Maßnahmen helfen auch bei gewöhnlichem, ungefährlichem Schnarchen.

Säulen der Behandlung:

- Gewichtsreduktion
- Rückenlage meiden
- Auf der Seite oder in Bauchlage schlafen
- Alkohol am Abend meiden
- Schlaf- und Beruhigungsstabletten meiden
- Verstopfte Nase behandeln
- Nicht rauchen
- Operative Beseitigung hinderlicher Rachenmandeln und Polypen
- CPAP-Therapie
- Aufbissschiene
- Operation – UPPP
- Luftröhrenschnitt
- Sauerstoff
- Medikamente

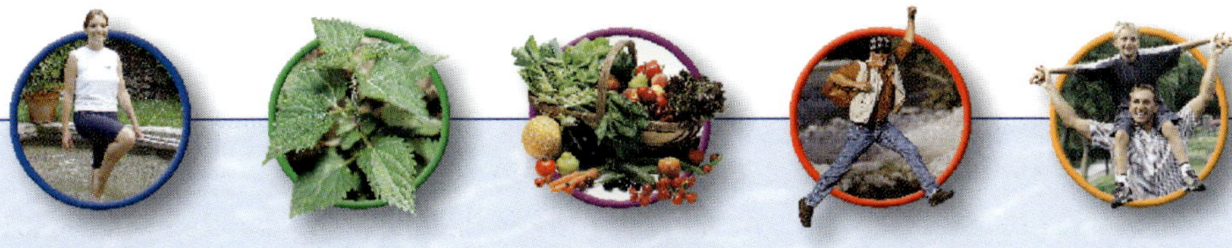

Gesünder mit Kneipp

Die Kneippbewegung

gibt es auf der ganzen Welt, die 3 größten Verbände befinden sich in Österreich, Deutschland und in der Schweiz. An die 1.000 lokale Kneipp-Vereine oder Aktiv-Clubs bieten ihren Mitgliedern das Kneipp-Gesundheitsprogramm an: In Kursen kann man die Kneipp-Wasseranwendungen erlernen.

Zum Kneipp-Programm gehören auch eine gesunde Ernährung, die Verwendung von Heilkräutern, viel Bewegung und eine Lebensordnung, die die Basis für ein Bestehen in allen Lebenslagen bietet. Viele Kneipp-Aktiv-Clubs bieten »Schlank ohne Diät« in Selbsthilfegruppen an.

50.000 Mitglieder gehören dem Österreichischen Kneippbund an,
160.000 dem Deutschen Kneippbund e. V. und
16.000 dem Schweizer Kneippverband.

Wir laden auch Sie ein, Mitglied der Kneippbewegung zu werden!

Fordern Sie kostenlos unsere Informationsbroschüren an.

Ihrer Gesundheit zuliebe!

Interessenten wenden sich an:

Österreichischer Kneippbund
Kunigundenweg 10 · A-8700 Leoben
Tel.: (0 38 42) 2 17 18 · FAX: DW 19
Internet: www.kneippbund.at
E-Mail: office@kneippbund.at

Kneipp-Bund e.V., Deutschland
Adolf-Scholz-Allee 6 – 8 · D-86825 Bad Wörishofen
Tel.: (0 82 47) 30 02-0
Internet: www.kneippbund.de
E-Mail: kneippbund@t-online.de

Schweizer Kneippverband
Weissensteinstraße 35 · CH-3007 Bern · Tel.: (0 31) 3 72 45 43
Internet: www.kneipp.ch · E-Mail: info@kneipp.ch

Das kleine Schnarch-Lexikon

Adipositas – Übergewicht, welches das Normalgewicht um 20 % übersteigt

Adrenalin – Stresshormon, von der Nebenniere erzeugt

Albtraum – Furchteinflößender, angstbetonter Traum, meist während der REM-Phase

Alveolen – Lungenbläschen

Anamnese – Krankengeschichte

Apnoe – Atemstillstand, griechisch: Windstille, hier: »Atemstille«

Apnoe-Index – Zahl aller Atemstillstände pro Stunde

Apnoe/Hypopnoe-Index – Zahl der Atemstillstände und »Minderatmer« (Hypopnoen) pro Stunde Schlaf

Apnoiker – Patient mit Atemstillständen

Arousel – Wach- und Weckreaktionen im Schlaf

Asthma – Anfallsweise Atemnot durch eine Verengung der Bronchien

Benzodiazepine – Beruhigungsmittel, das Schnarchen begünstigt

BIPAP – Zwei-Stufen-Überdruckatmung: Bi-Level Positive Airways Pressure. Der Luftdruck ist bei der Einatmung stärker erhöht als bei der Ausatmung.

Bruxismus – Knirschen mit den Zähnen während des Schlafes

CPAP – Überdruckatmung: Continuous Positive Airways Pressure

EEG – Elektroenzephalogramm. Aufzeichnung und Messung der Hirnströme

Elektroenzephalogramm – siehe EEG

Elektromyogramm – siehe EMG

Elektrookulogramm – Aufzeichnung und Messung der Augenbewegungen

EMG – Aufzeichnung und Messung der Muskelspannung

EOG – siehe Elektrookulogramm

Epiglottis – Kehldeckel

Epipharynx – Nasenrachen

Fragmentierung – Unterbrechung eines beliebigen Schlafstadiums

Halluzinationen – Wahnvorstellungen

Hypersomnie – Hochgradige Schläfrigkeit bzw. Neigung einzuschlafen

Hypertonie – Bluthochdruck

Hypnotika – Schlafmittel

Hypopharynx – Kehlkopfrachen

Hypopnoe – Minderatmung, liegt zwischen normaler Atmung und Atemaussetzer. Verminderung des Atemstromes um mindestens 50 % während des Schlafes, welche mindestens 10 Sekunden lang anhält

Insomnie – Schlaflosigkeit

Kollaps – hier: Verschluss des Rachens

Larynx – Kehlkopf

LAUP – Chirurgische Verkleinerung von Zäpfchen und Gaumen

Leptine – Hormonartige Botenstoffe, die Hunger und Appetit regulieren

Libido – Sexuelles Interesse

Mesopharynx – Mundrachen

MSLT – »Multiple sleep latency test«: Eine Serie von Messungen, welche die Zeit zwischen »Licht aus« und Beginn des Schlafes erfasst. Kurze Zeiten sind typisch für die → Hypersomnie